痛みの声を聴け

文化や文学のなかの痛みを通して考える

外須美夫

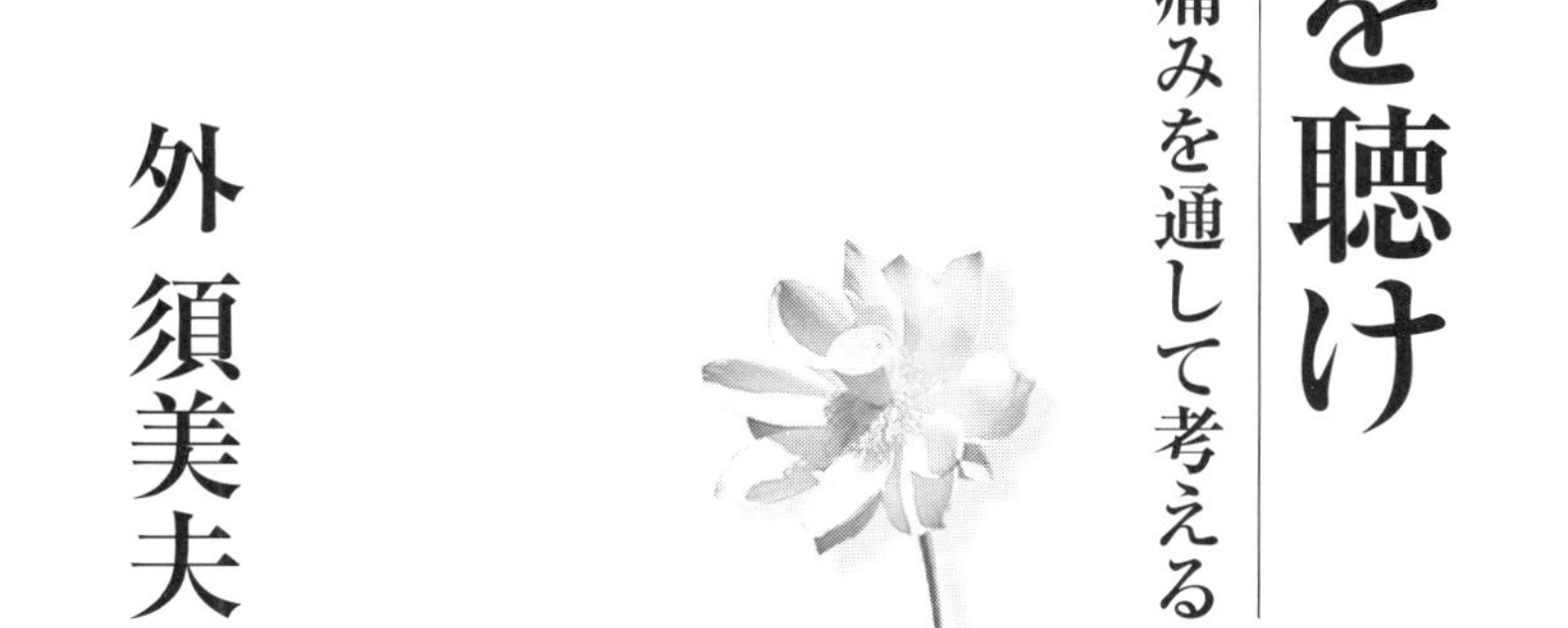

克誠堂出版

はじめに

学生の頃に、気に入った文章や言葉をノートに書き写すことを習慣にしていた。もう三十年も前のことだが、大江健三郎や倉田百三やサルトルやフロムといった表現者たちの言葉から、生き方のヒントや考え方の道標になりそうな言葉を切り取っていた。文学や評論のなかから、心にすとんと落ちてくる言葉や、その時は意味がよくわからなくとも何時か困難な状況に陥ったとき支えになるのではないかと予感させるような表現を切り取り、ノートに書き写していた。ときには、ゲーテやリルケの詩集も書き写したことがあったが、それは、ラブレターに役立たせようという魂胆からで結局成功しなかった。

医者になり、痛みを相手に仕事をするようになって、痛みに苦しむ表現者たちの声や痛みの意味を表現した言葉がノートに増えるようになった。そして、外来や病棟で患者の痛みの声を聴くうちに、医療では取りきれない痛みがあり、もしかしたら、言葉によってこそ癒される痛みもあるのではないかと思うようになった。

第五十回の日本麻酔科学会でそれまで集めたいくつかの痛みの表現を再構成して講演する機会があった。講演を聴いていたある出版社の方が興味を持って下さり、その内容を医学系の雑誌に連載することになった。その連載を核に加筆して一冊にまとめたのがこの本である。

ちょうど同じ学会で、記念特別講演に招かれた大江健三郎氏が「病気と死についての深い知識の向うにあるもの」というタイトルで講演を行った。病気と死についての深い知識の向こうにあるのは、「希望」であり、未来の人間性に希望を持ち続けることであると大江氏は語った。他人の「痛み」を自分のものとして感じとらせる「想像力」がそれを支える力であるとも語った。私は、大江氏の講演を聴きながら、他人の痛みへの想像力に役立つような痛みの本ができればと思った。

この本では、痛みを伝えるために多くの表現者の言葉を借りている。それは、痛みが多面体であるからである。一つの側面からでは到底痛みを捉えることは出来ない。しかも痛みは人間に関するすべての領域に及んでいる。できるだけ多くの領域から痛みを捉えることが痛みの実像を浮かび上がらせるのに役立つ。そして、折角なら、表現することを専門にしている人たちの声を多く聴くことにした。それは、詩や短歌や俳句といった短い表現の中に際立った言葉の力があると思ったからだ。

しかし、多くの表現者の力を借りても、やはり痛みの全体を浮かび上がらせることはできない。これはあくまで私が切り取った痛みである。読者の皆さんには、これを切り口に、それぞれの仕方で痛みと痛みの向こうにあるものを感じ取って頂きたい。

世間には痛みに関する本がたくさんある。「痛みは消える」「痛みは除去できる」「痛みを我慢しないで」という文字が書店に並んでいる。しかし、わたしは心のどこかで、痛みを取り除くことはやはりできないのだと感じている。がんの患者や慢性疾患の患者は増え続け、がんの痛みも慢性痛も増え続けている。痛みを取り除くための薬代に一日に何万円も必要とする医療が健全だとはとても思えない。不眠のために何十万もの人が睡眠薬を飲み、慢性痛のために何百万もの患者が鎮痛薬を飲んでいる世界の現実を健全な社会とは思えない。

私の周りには日頃から患者の痛みを取ることに全身全霊を傾けて医療に取り組んでいる医師や看護師がいる。痛みを軽減させることができたことで患者から心底感謝されている人たちがいる。私は、痛みがどんなに悲惨であるか知っているつもりだ。痛みによって身動きできず、人間性までも失われつつあるような患者を知っている。痛みが除かれることで患者は人間らしさを取り戻すことができることも知っている。

しかし、どうしても取りきれない痛みがある。どうしても避けられない痛みがある。あるいは、どうしても必要な痛みがある。すべての痛みから人間を遠ざけようとすることは、人間にとって貴重なものに気づく機会を奪ってしまうことにもなる。人が痛みの壁の向こうにあるものを知らずに過ごすとしたら、それも不幸なことである。この本が、痛みの向こうにある希望を見つける手助けになれば、こんなに嬉しいことはない。

目次

はじめに　3

【序　章】痛みを考える　**11**

1　理解されない痛み　13

2　痛みの表現　16

3　描かれた痛み　19

【第1章】痛みと文化　**23**

1　国籍を持つ痛み　25

2　西洋の痛みの語源　27

3　日本語の痛みの語源　34

4　足が痛い　39

5　西欧の心身二元論　43

6　日本の風土と痛み　46

【第2章】十九世紀の痛み　**51**

1　キリスト教の影響　53

2　医学の進歩　62
3　十九世紀の痛みの詩　65
4　麻酔の始まり　72

【第3章】病苦の中の痛みの声—結核の痛み　81
1　結核の痛み　83
2　脊椎カリエスの痛み［造化の力］　86
3　胸郭成形手術の痛み［絶望しない力］　95

【第4章】病苦の中の痛みの声—がんの痛み　103
1　がんの痛み　105
2　がんの痛みと詩［草木の力］　108
3　がんの痛みと俳句［ユーモアの力］　117
4　がんの痛みと短歌［エロスの力］　124
5　がんの痛みと短歌［パトスの力］　129
6　がんの痛みと詩［病者の力］　136

【第5章】病苦の中の痛みの声—慢性の痛み　147
1　慢性の痛み　149

2 線維筋痛症の痛みと詩［メタモルフォーシスの力］ 151
3 帯状疱疹後神経痛［老いの力］ 160
4 画家の背負った痛み［大地と宇宙の力］ 164
5 原因不明の痛み［いのちの力］ 174
6 心因性疼痛障害［捨てる力］ 180

【第6章】**痛みの向こう 187**
1 痛みの可能性 189
2 物質的恍惚の中の痛み 190
3 最後の光に貫かれる痛み 196
4 痛みに耐える無限の力 204

【第7章】**現代社会における痛み 213**
1 無痛への飢餓感 215
2 痛みの商品化 218
3 排除される痛み 221
4 痛みのバーチャル化 223
5 耐性の欠如 225
6 快適という不幸 226

7　痛みが生むトレランス＝耐性＝寛容　230
8　痛みの抑止力　232
9　痛みへの希望　235

【最終章】痛みが扉を開く　241
1　全人的な痛み　243
2　結ばれる痛み　248

あとがき　252

序章

痛みを考える

たんたらたらたんたらたらと
雨滴《あまだれ》が
痛むあたまにひびくかなしさ
石川啄木『一握の砂』

1 理解されない痛み

私は麻酔科医である。麻酔科医として、手術中の痛みや手術後の痛み、神経痛やがんの痛みなど、いろんな痛みを相手に仕事をしている。そのため日頃から患者の痛みの訴えに敏感でありたいと思っている。しかし、患者の痛みに耳を傾けて仕事をしようと思っているものの、痛んでいる当人の痛みをわかっているわけではない。痛みを取ることができない患者から「あなたには決して私の痛みはわからない」と言われることが時々ある。それはつらいことだが、実際に患者の痛みをわかっていないのも事実だ。

Aさんという三十二歳の独身女性がいた。一年前に子宮癌の診断で手術を受けたが、とりきれず骨盤内に腫瘍が再発した。腰部から下肢にかけて痛みがあり、がん治療でよく使用される麻薬が彼女の訴える痛みの内容や強さに応じて試されたが、痛みは軽くならず眠さが増すばかりであった。それではと、麻薬では取りきれない痛みに対して効くと言われている鎮痛補助薬の抗うつ薬や抗けいれん薬などが順次試みられたが、どの薬剤も十分な効果はもたらさなかった。

私たちは、衰弱していく彼女からせめて苦悶の表情を取り除きたかった。苦悶の表情を見るのがつらかった。その解決を薬の力に頼った。担当の看護師は、患者に寄り添って傾聴につとめたが、それでも痛みを取り除くことはできなかった。やがて、私たちは彼女の痛みに効果があるのは、私たちが医学書に載っている治療ガイドラインに従って処方する薬剤ではなく、看護理論に則って行うケアではなく、決してそんなものではなく、太陽と喫煙と母親の手であることを知らされたのである。

彼女は、昼間になると車椅子ながらロビーでよくタバコを吸っていた。その時だけは痛みの表情が消えた。普段の顔に戻り、太陽が輝く外の景色を静かに眺めていた。しかし、病室に帰ると再び、痛みが始まった。とくに夜間になると、強い痛みを訴えた。何度か頓用薬を用いたが、眼が覚めるとまた痛みを訴えた。

病室には母親が付き添っていた。彼女は母親に腰から足にかけてさするように命じていた。母はわびるように彼女の腰や足をさすり続けた。娘は、かつて自分を捨てて愛人の元に走った母の過去を許せないとでもいうように、母を自分の痛みで攻めたてた。そして次の日の昼間には、再びロビーで一服している彼女の姿があった。

そもそも痛みは他者には実感されないものである。実感されないものである限り、痛みは、その存在を信じたり、疑ったりする対象にはならない。痛みは、場所と時間により刻々と変化するものである。不安により増強したり、気分で変化したりする。表現する相手によってももちろん変化する。ただし、患者にとっての痛みは患者が痛いという体験をしているときに存在する。それ以外に痛みは存在しない。

医学は、主観的であるはずの「痛み」を科学という客観的メスで切り開き、痛みの中を覗こうとする。科学の進歩により、痛覚の受容体や、痛み信号のインパルスを伝導する神経回路やシナプスでの伝達物質や、痛み刺激の脳での投射部位が明らかにされつつある。しかし、痛みをいくら科学のメスで刻んでも痛みの実体や本質をつかむことは困難である。痛みをもつひとがどのような痛みの体験をしているかを科学の力だけで明らかにすることはできない。

傷があるから痛いのではない。発痛物質が神経終末を刺激するから痛いのではない。痛みを伝える物質が脊髄後角で放出されるから痛いのではない。それらは神経系に作用し、痛みの情報を伝達はするが、痛んでいるのではない。

癌が増大して神経を圧迫したり、癌が脊椎を破壊するから痛いのではなく、痛みを人が知覚し体験するから痛いのである。痛みの存在は痛みを知覚し体験する人の中にある。だから、痛みはそれが体験されているときの状況に、すなわち個人の感情的あるいは情緒的状態に、いや社会的あるいは精神的状態を含めた全人的状態に影響される。

2 痛みの表現

人はどのような言葉で痛みを表現するのだろうか。痛みの研究で有名なメルザックは、患者が訴える痛みの表現を長年にわたって収集し、共通して使われる約七十の表現を抽出し、感覚的、情動的、評価的という三つのカテゴリーに分けた（MelzackR:Pain1：277-299, 1975）。

刺すような（stabbing）、打つような（beating）、脈打つような（pulsating）などが感覚的な表現、恐ろしい（terrifying）、冷酷な（cruel）などが情動的な表現、不愉快な（discomforting）、厄介な（troublesome）、耐えられない（unbearable）などが評価的な表現として分類されている。

日本語による痛みの表現も基本的にはこれらに類似している。しかし、文化や言語が異なる以上、表現される言葉もおのずから違いがある。日本語にない英語特有の表現のひとつにexcruciatingという言葉があり、十字架のごとき痛み、すなわち、キリスト磔刑の大きな苦難にも匹敵する痛みという意味である。英語ではこの言葉は最大級の痛みに使われる。

日本人が用いる痛みの表現は、多くがオノマトペから始まる。ちくちく、しく

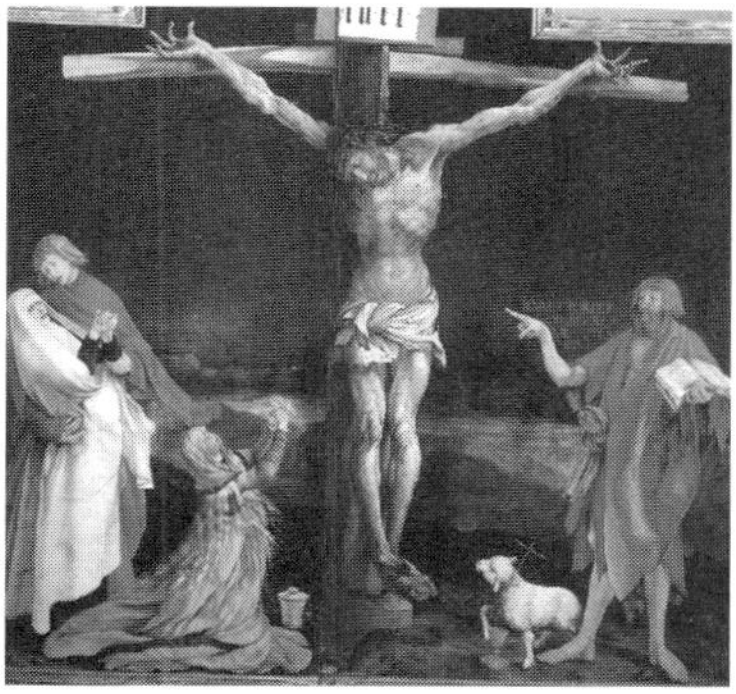

キリストの磔刑
マティアス・グリューネヴァルト、「イーゼンハイムの祭壇画」1515年、ウンターリンデン美術館、コルマール、フランス

しく、ぎゅうぎゅう、がんがん、ずきずき、ぞくぞく、というように擬音語で痛みの性質を感覚的に表現しようとする。

次に、なになにのように痛いというふうに状況や経験から痛みの性状を想像させる表現が用いられる。切られるように、締めつけられるように、突き刺すように、割れるように、引き裂かれるように、といった表現である。これには、剣山を押しつけられたように、焼け火箸をあてられたように、焼きごてをあてられたように、など独特な日本的表現も含まれる。さらに、なになにほど痛いというふうに程度を示す表現がある。涙が出るほど、がまんできないほど、人格が壊れるほど、などがそれにあたる。

このように表現されることによって、当の本人がどんなふうに痛んでいるかが確かに伝わってくる。ただし、痛みはそれだけで終わるのではない。実際には、痛みによって、世界が変わるのである。人は、痛みをこのように痛いと表現するだけではすまない。形容されたように痛みが存在するのではなく、存在がそのように痛むのである。

3 描かれた痛み

国際疼痛学会は科学的な解釈のために、痛みを次のように定義した。痛みとは「実際の組織損傷、あるいは潜在的な組織損傷と関連した、または、このような組織損傷と関連して述べられる不快な感覚的・情動的体験」である。確かに痛みはこのように定義されることで、医学的な市民権を得て、共通認識の対象として扱われるようになった。しかし、このように定義しても痛みのなんたるかを知ることは困難である。痛みを定義することはできても、痛みの意味を表現しつくすことはできない。

アンブローズ・ビアズ著『悪魔の辞典』（筒井康隆訳、東京：講談社、二〇〇二年）によれば、痛みとは「不快な気分の一種。肉体に対してなされた物理的な事柄に根ざしていることもあれば、他人の幸運によってひき起こされるという、純粋に精神的な場合もある」と皮肉をこめて表現される。

また、つぎのようなアフォリズム（警句）もある（ASA Newsletter 67：1, 2003）。「痛みについていえることはただ一つ、痛みはその患者が生きていることの証である」。このような悪魔の囁きや無機質の言葉に縛られる必要はない。それも痛みの本質の一部を語ってはいるが、もちろん全体ではない。

痛みは痛みをもつ人の言葉によって表現され、その中にこそ痛みの当人にとっての意味がある。痛みを持ったことのない人はいない。人が痛みを持たなかった文化や社会もない。痛みは私的言語として私的意味を持つと同時に、歴史や文化のなかで共有の言語として育てられ、哲学や文学や芸術の世界で様々な意味を付与され、表現されてきた。人は痛みから逃れ得ず、痛みのもとで社会を築き、世界を生きてきた。

私は本書で、文化や文学や散文のなかで言語化された痛みの描写を通して、人間にとっての痛みの意味を探ってみようとしている。これまでに「描かれた痛み」を通して、痛みの壁の向こうにあり、痛みを背後から輝かせるものの正体に近づこうとしている。

しかし、このような試みが結局は徒労に終わることを暗示している人もいる。ペンシルベニア大学の英語学の教授であり、著名な痛みの理論家であるエレイ

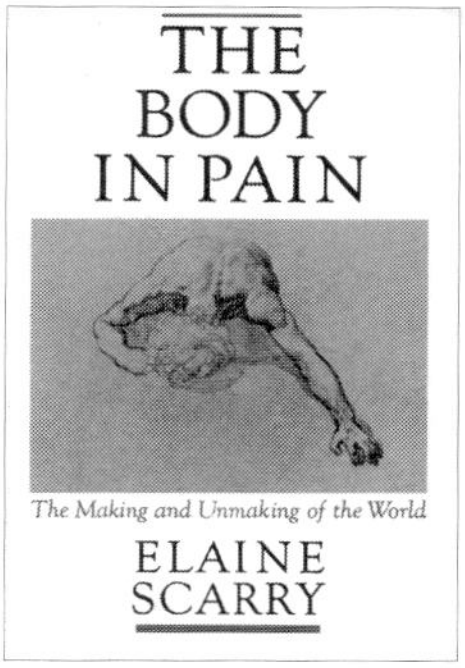

The Body in Pain
Scarry E. Oxford University
Press: New York, 1985

ン・スカーリーは、「痛みに言語はない」、「痛みは言語的客観化を拒んでいる」と述べ、身体的痛みの共有性を否定している（Scarry E. The Body in Pain. Oxford University Press : New York, 1985）。

以下にスカーリーが描いた「決して描くことができず共有することもできない痛み」に関する文章（拙訳）を挙げる。

身体的痛みは、その他の意識状態と異なり、関係する指示内容を持たない。痛みは何かに関するものではなく、何かのためのものでもない。それはまさしく対象を持たないがゆえに、痛み以外のどのような現象よりも、言語による客観化を拒んでいる。

死の過程あるいは死においてと同じように、大きな痛みにおいては身体の要求は世界の要求を全く無力化してしまう。痛みのこの無力化はカール・マルクスが「精神的苦悩に対して唯一の防御手段がある。それは身体的痛みである」と観察した単純な経験にも明らかである。

このように、スカーリーは、身体的痛みの持つ非表現性、非客観性、非社会性を強調する。彼女は、身体的痛みを政治や体制や社会との関係性から考察し、世界内に存在する人間の痛みの疎外性や破壊性を展開する。痛みをこのような観点から捉えることも痛みの本質に迫る態度として重要であり可能ではあろう。

しかし、私はこれから、あえて文化や文学によって表現された痛みを、痛みを持つ当人の言葉として、自己や世界を無力化するものでなく、創造する力を秘めたものとして、客観化は不可能にしても共有化する手段を与えるものとして、取り上げてみる。

スカーリーの痛みの分析は政治家や社会学者や哲学者には重要かもしれないが、わたしは痛みを持つ患者や痛みを診る医療者、そして現代人に必要で価値ある痛みの意味を「痛みの声」を通して考えようと思う。

第1章

痛みと文化

痛み涸れ脹れひきてわれを生かしむる医薬のみとはおもはぬものを

上田三四二『鎮守』

1 国籍を持つ痛み

針が刺さると痛い。骨折すると誰でも痛む。痛みがあると人は辛くなり、憂鬱になる。痛みは、不快な感覚的・情動的体験であるから、痛みの程度は痛んでいる人の脳内の感覚野や情動回路の成り立ちによって当然影響を受ける。

私たちは、育てられた環境や学習によって、脳内回路が可塑的に変化することを知っている。また、個人の固有性以上に、特定の文化圏内で共有される思考回路があることも知っている。私たちの意識的および無意識的な情動の諸過程が、歴史や文化や言語や社会の諸過程を通じて再形成される体験であることも知っている。

そうであるなら、痛みという言葉で表現される感覚的・情動的体験も異なる文化圏では当然異なった意味を持つであろう。痛みの表現も異なれば、痛みの与える影響も異なるであろう。

しかし、私たちは、医学という世界は世界共通であると思いがちである。科学の一領域である医学は、人間世界に地球的なグローバルスタンダリゼーションの考え方を押しつける。無国籍で普遍的で画一的な考え方を押しつける。医学の対象である痛みもまた世界共通のものであるかのごとく振る舞ってしまう。

それどころか、ネズミ世界の痛みも人間の痛みと同じかのごとく振る舞ってしまう。ネズミ世界で得られた痛み機序の成果を人間世界にすぐ当てはめたがるのは、研究者の悪い癖である。とくに、痛みのようなデリケートな感覚的・情動的体験がネズミと人間で同じであるはずがない。

東洋人と西洋人であっても、痛みの感覚的・情動的体験においては異なった体験をしているのではなかろうか。ネズミだって人だって、東洋人だって西洋人だって、三十六億年前の生命の誕生から共通の遺伝子を引き継いでいるにせよ、原始的ではあるが高度な知性をも巻き込んで体験する痛みの体験は、やはり、それぞれ異なった側面を持っているに違いない。

痛みは国籍を持つものである。もっと言えば、痛みは戸籍を持つのである。さらに言えば、痛みは個人歴を持つのである。いかに医学が無国籍の論理やガイドラインを提出して、痛みを悪しき病の一部分として客観的に閉じこめようとしても無駄である。痛みを受苦する人間の文化や社会が痛みの感覚を意識や情動と統合させ、固有の痛みとして表現される。その時、痛みはそれぞれの国籍や戸籍や個人歴を主張し、科学主義的医療が押しつける無国籍化を拒んでいる。

2 西洋の痛みの語源

痛みという言葉で表現される不快な感覚的・情動的体験は、文化や社会や歴史が異なれば、当然異なった内容を持つ。そうすると、痛みとわれわれが呼ぶものと、英語圏の人たちが痛みを呼ぶときのpainには違った意味があるのではないだろうか。私たちはそれを当然同じようなものだろうと勝手に考えているだけではないのだろうか。すくなくとも、語源からみると、西洋と日本の痛みには違いがあるようだ。
痛みは、英語ではpain、ドイツ語ではSchmerz、フランス語ではdouleur、スペイン語ではdolorと表現される。Painという単語はラテン語からフランス語に取り入れられ、のちに英語化したものである。Painはギリシャ語のpenaltyを意味するpoineからラテン語のpoenaを経てフランス語に取り入れられ英語化した（木村専太郎『医学辞書英語落書きノート』、学士鍋、福岡：九州大学医学部同窓会、二〇〇二年）。このように、painという言葉は語源的に罪に対する罰の意味を有している。

西洋人は、古くから身体の痛みを人間の罪に対する神の罰としてとらえた。とくにキリスト教においては、痛みは、人間の原罪としてのアダムの裏切りと、人間の罪を一身に背負って受苦したイエス・キリストの磔刑に象徴される。

神ははじめに天と地を創造した。その後に、神は自分のかたちに人を創造した。神の姿に似せて神によって創造された人間の肉体が痛むということは、すなわち、神に背いて「とが」を、罪を、犯したからである。聖書には次のように書かれている（『聖書』、日本聖書協会、一九七〇年）。

主はこう仰せられる、
あなたの痛みはいえず、あなたの傷は重い。
あなたの訴えを支持する者はなく、
あなたの傷をつつむ薬はなく、
あなたをいやすものもない。
あなたの愛する者は皆あなたを忘れて
あなたの事を心に留めない。
それは、あなたのとがが多く、
あなたの罪がはなはだしいので、
わたしがあだを撃つようにあなたを撃ち、
残忍な敵のように懲らしたからだ。
なぜ、あなたの傷のために叫ぶのか、
あなたの悩みはいえることはない。
あなたのとがが多く、
あなたの罪がはなはだしいので、
これらの事をわたしはあなたにしたのである。（エレミア書）

ユダの民、エルサレムの人々は、神に背いて、偶像を崇拝し、姦淫をなし、悪を行った。それゆえ、エルサレムは攻められ、滅ぼされた。それは神の怒りであり憤りであった。神の怒りが人に痛みをもたらしたのである。肉体的傷みが心のなかに神の罰としての痛みを生じさせる。

しかし、神はそのままイスラエルの民を災いの中に流浪の旅に放っておいたわけではない。やがて、救いの日と繁栄が来ることを約束していた。神によって滅ぼされた者、捨てられた者、迫害された者は、神の愛によって救われるのである。

主は言われる。
わたしはあなたの健康を回復させ、
あなたの傷をいやす。
それは、人があなたを捨てられた者とよび、
「だれも心に留めないシオン」というからである。(エレミア書)

ユダヤ―キリスト教においては、痛みは罰の意味だけでなく、神の試練という

要素が加わる。それは『ヨブ記』に端的に描かれている。ヨブは東国一の大富豪であったが、悪から遠ざかり、正しく生き、神を恐れ、罪を犯さなかった。しかし、神はサタンの誘いにのって、ヨブを試した。サタンに彼の財産と子どもたちの命を奪わせる。しかし、ヨブは神を信じ、罪を犯さず、神に従った。神がヨブの無垢を褒めたたえると、再びサタンが次のように答える。

人は自分の命のために、その持っているすべての物をも与えます。しかしいま、あなたの手を伸べて、彼の骨と肉とを撃ってごらんなさい。彼は必ずあなたの顔に向かって、あなたをのろうでしょう。

主はサタンに言われた。

見よ、彼はあなたの手にある。ただ彼の命は助けよ。

そして、サタンはヨブに手を下し、頭のてっぺんから足の裏までひどい皮膚病にかからせた。彼のからだを腫れもので被った。ヨブは灰の中に座り、素焼きのかけらで体中をかきむしった。彼の妻が、「なおも堅く保って、自分を全うするのですか。神をのろって死になさい」と言ったが、ヨブは次のように答える。

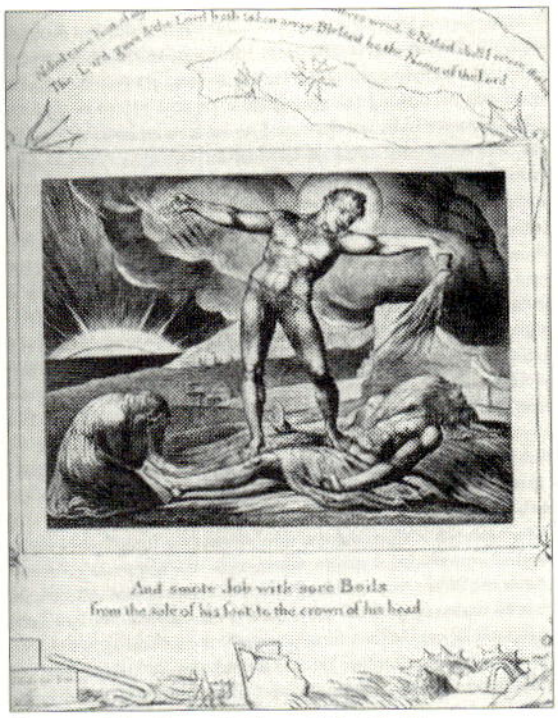
And smote Job with sore Boils
from the sole of his foot to the crown of his head

Satan Smites Job with Boils
(ヨブに熱湯を注ぐサタン)
William Blake (1757-1827).
Department of Printing and
Graphic Arts, The Houghton
Library, Harvard University

われわれは神から幸いを
うけるのだから、災いをも、
うけるべきではないか。

極度の拷問のような痛みのなかで、ヨブは、神の試練として、痛みを引き受けようとした。神から幸福を戴いたように不幸の痛みも戴いたものとしてそれに耐えようとする。しかし、彼の悩みは消えない。正しい行いをしてきた自分に苦痛が襲うのはなぜだ。私がどのような不義や罪を犯したというのだ。私は決して罪を犯したことはない。それなのにどうして神は私にこのような理不尽な試練を与え給うのだ。

神がわたしを泥の中に投げ入れられたので、わたしはちり灰のようになった。わたしがあなたにむかって呼ばわっても、あなたは答えられない。わたしが立っていても、あなたは顧みられない。あなたは変わって、わたしに無情な者となり、み手の力をもってわたしを攻め悩まされる。

そして、ヨブは神に自分が神より正しいことを主張した。最後に神は、ヨブに告げる。

あなたはわたしに責任を負わそうとするのか。あなたは私を非とし、自分を是としようとするのか。あなたは神のような腕を持っているのか、神のような声でとどろきわたることができるのか。

神は、動物や植物や自然の妙を挙げて、ヨブに神と同じようにそれらが創れるかと問う。そこまで言われるとヨブは降参し、悔いて祈る。神はヨブの祈りを受け容れて、ヨブを救い、ヨブに財産を与え、繁栄を与え、子どもを授ける。ヨブは、百四十歳まで生きて、日満ちて死んでいく。

このように、英語のpainはpenaltyやpunishmentの意を語源に持っている。それは、痛みが身体に起きた災いであるが、人間が背負っている原罪に繋がっているからである。

3 日本語の痛みの語源

日本語の「痛み」には罰の意は含まれていない。「痛み」の語源は、形容詞「いたし」から「いた」にたどることができる。「いたし」は甚しと痛しの両方の意で用いられた。古語辞典によれば、甚しは①並々でない。激しい。ひどい。②立派である。すばらしい、の意になり、痛しは①痛い。苦痛である。苦しい。つらい。②いたわしい。かわいそうだ、の意になる。いずれも、動詞「痛む」や副詞「いと」などと同じ語源を持ち、程度の激しさを表す「いた」からできた形容詞である。苦痛に感じられるほど程度が激しいという意味で、それをよい意味で用いる場合は「立派だ」という意味になり、悪い意味で用いる場合は「かわいそうだ」という意味になる。つまり、痛みは程度が激しい状態を意味しており、肉体的な障害の程度が激しいときや精神的な揺らぎが激しいときの状況を表現している。

痛みの「痛」という漢字の成り立ちは、「やまいだれ」が意味する病気と、「つきとおる」意をもつ甬（つう）とを合わせたもので、「つきとおるようにいたむ」という意味になる。痛は、「身体のいたみ」として、胃痛、胸痛という言葉を作り、「こころに覚えるいたみ」として、悲痛、沈痛という言葉を生み、「非常にあるいは極端な状態」として、痛飲、痛快、痛烈という言葉に繋がっている。

このように、日本人が用いる「痛み」という言葉にはもともと罰の意味はなかった。痛みは、身体や事物や心持ちの極端な状態を表すのに使われたのである。心持ちの極端な状態としての痛みは必ずしも苦悩や悲しみを意味しなかった。悲痛や苦痛という言葉が作られてはじめて、それぞれが悲しい痛み、苦しい痛みというふうに、「非」や「苦」の意味が付与されるようになる。痛快は、そういう意味で、「快」の心持ちが強められた状態を表現している。

万葉集に現れる「痛」の表現をいくつか拾ってみる。

秋の田の穂向《ほむき》のよれる
片寄りに君によりなな言痛《こちた》かりとも（但馬皇女）

人言をしげみ言痛《こちた》み
己が世に未だ渡らぬ朝川渡る（但馬皇女）

魂《たましい》はあしたにゆうべに魂《たま》ふれど
我が胸痛し恋のしげきに（狭野茅上娘子）

前二首は但馬皇女の相聞歌、すなわち恋の歌である。「言痛《こちた》み」という言葉が使われ、言葉が極端なさまで、噂話や他人の言葉に傷つけられている状態を表現している。とくに二首目は、「まわりの人が私とあなたの関係をどんなに噂しても、どんなに悪く言っても、それでも私は、あなたとの逢瀬のため川をわたります。それは私にとっては初めてのことなのですが」と熱烈な恋心を歌っている。三首目も相聞歌で、「あなたにあこがれて燃え上がっている私の魂を朝に夕に鎮めようとするけれども、私の胸はそれでも痛みます。あなたへの恋心が激しいので」と、恋のために、こころが極端な状態にあり、胸が痛いと嘆いている。

古事記の神話では、人間は草から誕生する。天と地が姿を見せた後に、神が出現し、そのまま姿を隠してしまう。大地は漂うクラゲのような混沌とした姿としてあり、そこに葦の芽のように萌え出したのが「立派な葦の芽の男神（ウマシアシカビヒコヂ）」である。泥の中から芽吹く葦の芽と重ねられて、最初のいのちが言葉と像をもつ。

そして、一度あらわれた生命の兆しが受け継がれ、次々に神を生じさせ、独り神から配偶神となり、ついにはイザナミ・イザナキという兄妹神が誕生し、彼らから豊かな大地や島が生まれ、風や山や水や霧や火など、あらゆる自然が神として生み成された。

人間もまた、その豊かな大地から萌え出した「草」として誕生した。草から生まれた人間の肉体の痛みなど、なにほどのこともない。冬には枯れて死に、春になるとまた大地から芽吹く草と同じく、人は新しい生命を生み継いでゆくことができる。これが、日本人が神話を語る頃に抱いていた人間観であった。まぐあいも誕生も死も痛みもまことにあけっぴろげな世界であった。

ヤマトタケルが死んで、その魂が骸から抜け出して、八尋もの白い鳥になり、天を翔けて、浜に向かって飛び去って行く場面がある（三浦佑之著『口語訳古事記』、文藝春秋、二〇〇二年）。

するとﾞ、その妃や御子たちは、土に生えている小竹の切り株に足を突き刺し血を流しながら、その痛みも忘れて、哭きながら白い鳥を追いかけていった。

ヤマトタケルの魂が白い鳥になって天上へ消えていく。その魂を呼び戻そうと、白い鳥のあとを追う。残された者は、わざと自分の肉体を傷つけることによって、死者への悼みの気持ちを表している。しかも、その時、肉体の痛みは忘れられている。

4 足が痛い

足が痛いときに、日本語では「私は足が痛い」という。英語では、「I have pain in my leg.」あるいは、「I feel pain in my leg.」という。この違いは何だろうか。日本語で足が痛いというとき、足は痛い状態で存在している。痛みは足である身体に定位されている。痛みのない足はそこにはない。そこに在るのは、痛む足であり、ひどくやられた足である。しかも、その痛みは、足にある痛みであり、一般的な痛みではない。私は、まさに痛い足である。

しかし、「I have pain in my leg.」と言う時、私は足を所有し、さらに、その場所に「痛み」を持っている。足の存在は足のまま在り、痛みは痛みとして存在する。痛みは、みんなが味わうような不快な痛みであり、その痛みが私を苦しめる。足はただその痛みのありかを示すにすぎない。

この表現の違いは、わが国の心身一如的考え方と西洋の心身二元論的な考え方にどこかで関係しているように思われる。もともと、日本人には心身の隔たりなどなかったのである。なぜなら、日本人にとって人間は草から生まれたのだから。草の肉体と精神が分かれることはありえない。

日本の心身一如的考え方は、仏教思想とも一致したものだった。仏教ではさらに推し進めて、心と身体の区別がなくなる。というより、心も身体も空（empty）になるのである。道元（一二〇〇～一二五三年）は徹底して言う。（『正法眼蔵随聞記』水野弥穂子訳、筑摩叢書5、筑摩書房、一九六三年）

「学道の人、悟を得ざることは。即ち古見を存ずる故なり。本より誰教へたりとも知らざれども、心と云へば念慮知覚なりと思ひ、心は草木と云えば信ぜず。仏と云へば相好光明あらんずると思ウて、瓦礫と説けば耳を驚かす」

（仏道を学ぶ人が悟りを得ないのは、つまり、昔からの見解を持ち続けるからである。もともと、だれが教えたともわからないのだが、「心」といえば、さまざまな心のはたらきや知識見解のことだと思い、「心とは草木だ」というと信じない。「仏」といえば、「三十二相、八十種好をそなえ、

光明を放っているだろう」と思って、「仏とは瓦や石ころだ」と説くと聞いてびっくりする）

「また云ク、得道の事は心をもて得るか、身を以テ得るか。

教家等にも『身心一如』と云ツて、『身を以テ得』とは云へども、なほ『一如の故に』と云フ。正シく身の得る事はたしかならず。

今我が家は、身心倶に得ルなり。その中に、心をもて仏法を計校する間は、万劫千生にも得べカラず。心ヲ放下して、知見解会を捨ツル時、得るなり」

（また、言われた。仏道を得るには、心で得るのか。身で得るのか。

教家などでも、「身と心は一つのものである」と言い、「身をもって得るのだ」と言っているけれども、なおそれは、「身と心が一つのものだからだ」と断わりを言っている。まちがいなく身が道を得るのだということがはっきりしていない。

いま、わが達磨正伝の仏法では、身と心が両方いっしょに道を得るのである。身と心の二つのうち、心でもって仏法をおしはかり考えている間は、無限に長い時間の間、幾千生まれかわっても、道は得られはしない。心を投げ捨て、知識や見解や理会をすっかりやめた時に、仏道が得られるのである）

心身一如と言っている間は、まだ意識の中で、心と身体を別々に捉えている。そのように、心とか身体とか分けて言っている間は悟りを得ることはできない。足が痛いというときに、痛んでいるのは、心でもなく身体の一部の足でもなく、心と身の両方が一体となって、いやそれらの区別なく痛むのである。そこには私＝痛む足しかないのである。私は痛む足そのものである。

5 西欧の心身二元論

草から人間が生まれた古事記の世界と似て、聖書の世界でも、人間は土から造られた。しかし、天と地がまず姿を見せ、そのあとに大地の混沌のなかから神が現われ、そこから最初のいのちと言葉が生まれて、草から人間が誕生する古事記の世界と違って、聖書では、まず神があり、神が天と地を造るように言葉で語る。

初めに神の言葉があった。「はじめに言葉があった」のである。万物の始源は言葉だった。神は言葉によってあらゆる自然と生命を創造した。最後に、神は言葉と自らの手でもって、一片の土から人間を造った。神の姿に似せて、知恵と意志を持つ人間を、肉体と精神をそれぞれに持つ人間を造ったのである。

近代科学の祖といわれるデカルトは心身二元論を押し進め、身体を機械として扱う思想を根付かせた。それはデカルトの本意ではないかもしれないが、とにかくデカルトの身体機械論により、痛みが科学的に捉えられるようになったわけである。デカルトは次のように言う（デカルト著『省察、情念論』井上庄七、森啓、野田又夫訳、中央公論新社、二〇〇二年、および、デカルト著『方法序説ほか』野田又夫、井上庄七、水野和久、神野慧一郎訳、中央公論新社、二〇〇一年より）。

足にある神経が強烈に、かつ異常なしかたで動かされるときには、その神経の運動は、脊髄を通って脳の最奥の部分にまでいたり、そこで精神に、あるものを、すなわち、足に存在するものとしての痛みを、感覚せしめる合図を与えるのであり、この合図によって精神は、その痛みの原因を、足に有害なものとして、できるかぎり除き去るよう、促されるのである。（『省察』）

だれかが、ある大きな苦痛を感じているとき、なるほどその人の内部ではこの苦痛の認知はきわめて明晰であるが、つねに判明であるとはかぎらない。というのは、人々はたいてい、この苦痛の認知を、苦痛の本性についてみずからのくだす不明晰な判断と混同するからである。すなわち、彼らが明晰に認知するのはただ苦痛の感覚だけであるのに、この痛覚に類似したものが、痛む部分に存在していると思いこむからである。このようにして認知は判明でなくても明断であるが、逆に、明晰でなければ、いかなる認知も判明ではありえない。(『哲学の原理』)

デカルトによれば、足に傷が生じると、傷の刺激は、足から神経を経て、脳に達し、そこからこころに送られる。精神はその刺激を、痛みとして、多くは不快なものと判断する。体の一部である足の痛みは、精神の判断によって明晰になる。だから、「われわれが苦痛を足の中にあるように感じる場合、その苦痛が、われわれの精神の外に、足の中に存在するということは、けっして確かでない」のである。

身体は機械的に痛みの情報を伝えるだけである。だから機械的に痛みを生じる原因が身体のどこかにある。どこかにあるならその原因を探ることが可能である。痛みを生じる原因が足にあり、その結果を痛みとして心が認知する。だから足にある痛みの原因を取りのぞくことができれば、痛みの原因が消える。痛みの原因を生じる身体は機械的に解明できる。だから痛みをコントロールすることは可能である。そして、それを可能にしてくれるのが科学である。

デカルト以後、身体の痛みは、いずれ原因が解明され、克服されるべき対象になった。そして、それ以後の科学の大躍進により、麻酔薬や鎮痛薬が開発され、ブロック治療が行われ、行動認知療法が実施され、痛みはほぼ包囲されたかに思われた。しかし、現実は皆の知るとおりである。痛みは依然として多くの患者を苦しめ、科学の進歩にもかかわらず慢性痛の患者は増え続け、がんの痛みはモルヒネ消費量を増やし続けても消えることはない。

6 日本の風土と痛み

日本人は元来、日本の風土に根ざした身体意識を持っていた。それは、美しい自然との共感・同化の思想であった。それに加えて、日本人は過去一千年以上の間、とくに中国から多くのものを学んできた。その中心が、儒教と仏教である。

儒教は日々の修養を怠らないという人生訓であり、仏教は物事に対する執着を捨てるという無や空の思想である。とくに仏教は日本人の自然観と調和して、日本人の心の中に浸透していった。

しかし、明治になって西欧思想が怒濤のように日本を襲ってきた。それは個人主義、合理主義という言葉で象徴される思想であり、人間中心主義を掲げたものだった。自立した個人の生き方を追求し、自由や平等を重視した。個人の自立独尊を強調する価値観であった。それは、科学文明の急速な進歩とともに最高の真理であるかのごとく日本を席巻していった。

とくに、第二次世界大戦以後、日本は欧米の後ろ姿を必死に追いかける仕方で、西欧思想の自由を追い求めた。われわれはそれにより裕福になった。物質的な幸せを手にいれるすべを知った。科学的合理主義が全てを解決し、あらゆる苦難を遠ざけてくれるかのように信じた。そして、科学の進歩が肉体的苦痛も解決してくれると信じた。肉体的苦痛のみでなく精神的苦痛を含めたあらゆる苦痛から解放されて、苦痛のない状態が可能になるという信仰が恐怖症的に広まっていった。

その結果、苦痛は忌み嫌われ、疎外されるようになった。あらゆる状況下で苦痛はさけるべきものとなった。身体的にも、精神的にも。エーリッヒ・フロムは言う（エーリッヒ・フロム著『よりよく生きるということ、「The Art of Being」』、小此木啓吾監訳、堀江宗正訳、第三文明社、二〇〇〇年）。

近代的進歩の時代は、苦痛のない状態という〝約束された地〟に人間を導くのだと主張する。事実、人々は、一種の慢性的な苦痛恐怖症を形成してきている。残念なことに、本質的なことを学びたい、自分のヒエラルヒーのなかで誤っているものをただしたいと思うのなら、これらの苦痛を、苛立たずに喜んで引き受けねばならない。

日本人は、これまで、儒教や仏教の修養や空や無の教えを取り入れ、それらを日本古来の自然との共感・同化の思想のなかに溶解させてきた。そうであれば、きっと個人の自由や平等の思想も、肉体の諸現象や科学的合理主義も、自然との共感・同化の思想の鍋に取り入れて、新しいスープを拵えることができるのではないか。

もし、日本人の先祖がそうであったように、われわれが草として生きようとするなら、草的な考え方ができるなら、それが痛みをただ心持ちの極端な状態として受け止め、不快ではあるが、罰や試練ではなく、生きて死ぬ円還運動のなかに現れたへこみや突起として、ある程度乗り超えることができる方法ではないだろうか。それができるのは、われわれ日本人であり、日本人が西洋へ教えることができる智慧かもしれない。それとも、どっぷり現代科学文明に漬かってしまったわれわれはもうその能力をすでに手放しているのだろうか。

第2章

十九世紀の痛み

老いし歯の痛みゆるみしさ夜ゆけは何といふわが心のしづかさ

斎藤茂吉（白き山）

1 キリスト教の影響

十九世紀は痛みの歴史にとって画期的な世紀である。それは、科学の進歩とともに、痛みを軽減することに努力し成功した人間の歴史であり、麻酔の発見の歴史でもある。

一八〇三年に阿片からモルヒネが抽出され、一八三二年にコデインが精製される。一八四四年に笑気ガス吸入が抜歯の治療に用いられ、一八四六年にはエーテルによる全身麻酔の公開実験が成功する。翌年にクロロホルム麻酔が成功する。その頃、注射シリンジが作られ、薬の注射が可能になった。

一八八四年にコカインが伝達麻酔に用いられる。一八九八年には脊髄くも膜下麻酔が行われるようになる。そして、一八九九年にバイエル社よりアセチルサリチル酸がアスピリンとして売り出され、画期的な鎮痛薬が市場に登場することになる。

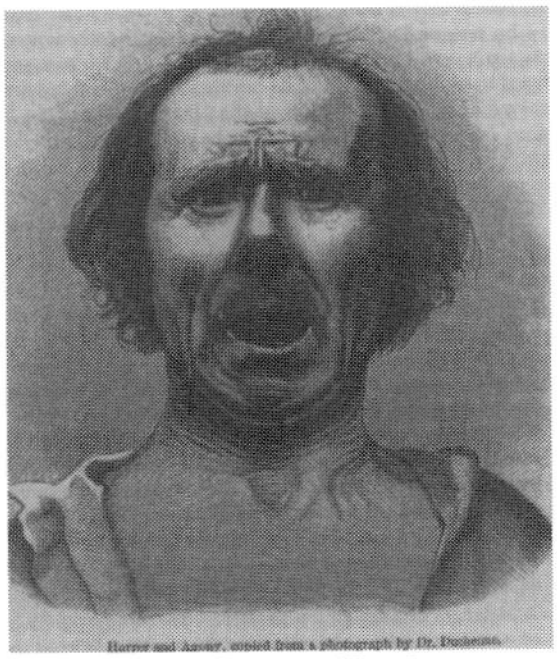

Man in Pain, Source: Charles Darwin, The Expression of the Emotions in Man and Animals (John Murray, 1872), 306, In: Lucy Bending "The representation of bodily pain in late nineteenth-century English culture" OXFORD University Press, Oxford New York, p187, 2000

このように、痛みを克服する手段を徐々にではあるが、確実に獲得していく世紀として十九世紀は際立っている。しかし当時、一般の人々にとっては、痛みは日常的なものであり、依然として各家庭から、近隣から、コミュニティから、痛みが消えることはなかったのである。

英国のウェールズ大学のルーシー・ベンディングは、十九世紀後半の英国文化における身体的痛みの表現を一冊の本にまとめている（Lucy Bending "The representation of bodily pain in late nineteenth-century English culture" OXFORD University Press, Oxford New York, 2000）。その中に、次のような詩が紹介されている。

"The Balance of Pain" (Australie, 1877)

Pain and still pain! Pain at each turn of being!

Pain at life's opening and the last dark hour!
Pain in the flesh and in the soul's vague depths-
Pain as the law of growth-the due of change-
Pain as the needful attribute of life.
Where shall it end? With body and with form?
Not so, e'en joy itself must come to man
Temper'd with pain; beauty, the more intense,
The keener, thrills us with the pleasure-pang.
Music and love, ay, holiness itself,
Hold pain forever in their essence bound.
From first to last no hope and no escape!
Yet cold I bear it, were the throes assign'd
In equal measure to each human soul.
But 'tis not thus ; on one the woes are heap'd,
While others pass with strange immunity
From all save that engrain'd in very living.

It is a grand injustice of the Lord
In whom, alike, all move and have their being.

痛みまた痛み！
存在のあらゆる場面に現れ来る痛み！
生命の誕生の時も最後の暗黒の時間も！
肉体にも魂の深底にも痛みが棲んでいる
成長の法則としての痛み—変化の現れ
生命の必須の属性である痛み
痛みは何処に終わるのか、肉体とともに形とともに？
さにあらず、歓喜そのものが人間に訪れるにちがいない
痛みに染まりながら、美はより極まり
より鋭く快楽を伴いながらわれらを震わす
音楽や愛、ああ、神聖なるものが
その本質のしばりのなかに痛みを永遠に捉える
初めから終わりまで希望もなく、逃げ道もない！

でも私は、その冷たさにじっと耐える
各々の人間の魂に平等に苦悶がやってくるのだから
いや、そうとも言えぬ、あるひとりに悲痛がたび重なる
他の者は不思議な免疫力をもって
現実の生活以外、すべてを知らず通り過ぎていく
それは主の大いなる不正義である
その主に、すべてが向き、その主のためにすべてが存在しているのに

痛みが日常的であった世界で痛みがどのように捉えられていたのか。十九世紀後半、科学の急速な発達とともに痛みの原因や機序や治療法が徐々に解明され、医学は痛みを科学的に対象化しつつあったが、一般社会ではまだ科学信仰より宗教信仰の力の方が大きかった。

キリスト教では痛みを「主のなし給う御手」（Hand of Lord at work）として受け容れようとした。罰としての痛み、神の試練としての痛み、そして、神の恩寵としての痛みを、人々は自らの痛みのなかに見てとった。それらは、当時の作品の中の次のような表現に見ることができる。

人間は罪を犯した。だから痛みと死は罪の報酬である。

なぜ我々が痛みを持つように創られているのか、あるいは痛みを持つように創られたかのごとく見えるのか、それは、我々が愛を持つように創られているからである。我々が痛みと感じるのは、我々自身の中に何かを欲するものがあることの証である。

痛みを感じることにより、我らは神聖な神の世界を共に創る仲間となる。
―神の限りない恩寵と感性を共有することができるようになる。

詩"The Balance of Pain"は次のように結ばれている。

Because at last
The bitterness is past. I read in faith
God's dealings with his children. He is just,

And gives to all some cross. 'Tis in themselves
There lies the power of turning to a joy,
Or bearing, as a fretting load, the pain
To each appointed as his human test.

ついに
その苦しみが通り過ぎた時
私は、神がかれの子どもたちになされることの意味を
忠実に理解した。神は正義であり、
だからすべての人に苦難を与える。その苦難のなかに
歓喜へと変化する力が隠されているのだ
苦悩の重荷である痛みに耐える力
それは神が人間を試すものとして約束されていたのである

キリスト教信者にとって、痛みは神のなせる御手であり、神の罰であり、試練であり、そして神の愛でもあった。しかし、神の存在を信じぬものにとっては、

痛みはどのような意味をもっていたのだろうか。神のいないところで、人は痛みをどのように受け容れることができるのだろうか。十九世紀の特異な哲学者、ニーチェの言葉は痛烈である。ニーチェは、彼自身痛みに耐えながら、『The Gay Science』（一八八七年）に次のように自分の痛みを描いた。

I have given a name to my pain and call it "dog". It is just as faithful, just as obstrusive and shameless, just as entertaining, just as clever as any other dog — and I can scold it and vent my bad mood on it, as others do with their dogs, servants, and wives.

私は自分の痛みに名前をつけた。そして、それを「犬」と呼ぶ。—それは他の犬どもと全く同じように忠実で、厚かましく、恥知らずで、同じように楽しませてくれるし、賢しいやつである。—私はその犬を叱りつけ、その犬で自分の暗い気持ちを晴らそうとする。他人がかれの犬や召使いや妻らに対してそうするように。

「神は死んだ」と言ったニーチェは、痛みを神の試練などとは思わない。自分の家来のように痛みを扱う。恥知らずなぐらい忠実で、しかも慰みにもなる。それはまさに犬と呼ぶにふさわしい。痛みに憂さを晴らすなど、ニーチェの大いなる意志の力のすごさだろう。ニーチェはまた、『ツァラトウストラ』でこうも言っている（黒崎宏著『ウィトゲンシュタインから道元へ』哲学書房、二〇〇三年）。

あなた方はかつて、何らかの快楽に対して然りと言ったことがあるか。おお、わたしの友人たちよ、そう言ったとすれば、あなた方は一切の苦痛に対しても然りと言ったことになる。一切の諸事物は、鎖と愛の糸で結ばれているのだ。

快楽を否定する人はいないだろう。それと同様に人は苦痛に対しても否とは言えないのだとニーチェは言う。快と苦は鎖と愛の糸で結ばれているのだから。一度あった快楽を二度あれと欲するなら、快のあとに来る苦も引き受けなければならない。

ニーチェは、永遠回帰する運命を積極的に受け入れよと言う。それがニーチェの運命愛の態度である。運命は甘受し耐え忍ぶべきものではなく、むしろ積極的に愛すべきものであるというのである。こういった態度を「最高の肯定」とも言う。そして、これこそがニーチェにおける絶対肯定に外ならない。その対象は、痛みも悪もどんな醜悪なものも含まれている。このように、神の愛のないところで痛みを受け容れるためには、大いなる意志の力が必要だった。とくに西欧ではそうだった。

2 医学の進歩

十九世紀後半になると、医学が痛みへ急速に接近し始める。医学が痛みを次第に神の領域から科学の対象へと引きずり下ろしていく。ベンディングの本にも当時の医学雑誌ランセットに載った痛みに関する記事が紹介されている。

痛みは、多かれ少なかれ急激に急速に忍耐能を攻撃する一つの感覚である。その共通の形は、神経装置の構成部分が直接にあるいは伝搬された刺激により機械的に撹乱されてもたらされる神経の興奮に伴って生じる苦しみである。

必要な痛みに耐えるのは英雄的かもしれないが、痛みの警告的叫びに耳を貸さないことは愚かな行為を犯すことである。

痛みは結果である。神経や他の組織の機能障害の徴候である。そして痛みは、障害あるいは欠陥状態として、出血や他の障害や欠乏と同じような意味しか持たない。

このように、医学的に痛みを捉えることで痛みの形而上的な意味は次第に拭い取られていく。痛みは、障害された神経線維がその信号を脳に伝え、脳が受け取った結果として発生する感覚である。だから、痛みは、もはや避けられず耐えなければならないものとしてではなく、原因を除去することで避けうるものとして、できることならなるべく遠ざけるべきものと考えられるようになった。手術の痛みをとる麻酔の進歩はまさしく痛みを人から遠ざけていった。

しかし、痛みから解放されることを期待した人々は、決して痛みから解放されない現実を知るのである。がんで苦しむ患者は麻薬の使用量が増えても消え去ることはなく、慢性痛患者は増え続け、戦争や虐待、入れ墨や拷問など痛みは社会のいたるところにはびこっている。そう思うと、現代はむしろ科学信仰より宗教信仰の力が必要なのかも知れない。科学の進歩が人を痛みに敏感にさせていることもまた否定できないことである。ベンディングの本は次のように結論づけている。

痛みは、すべての動物に共通する感覚の中で一つの特殊化したものである。それは神経組織の高度な分化に由来する特殊化であり、結果として、複雑な動物にのみ現れ、複雑になればなるほど顕著になる。人においても感受性の違いは顕著である。痛みは、高度に文明化した人より未開人に少ないし、家畜動物とくにペット動物より野生動物に少ない。座業の知的生活中心の人より活動的な野外生活をする人の方が痛みは少ない。また、男性より女性は少なく、神経気質よりリンパ気質の人に少ない。

痛みは固有の意味を持たず、むしろ、痛みを解釈しようとする人々の多様な社会的、政治的目的に委ねられることが明らかになっている。

痛みがやがて目的化され商品化されていく気配がすでに十九世紀の英国文化の中に予感されていた。

3 十九世紀の痛みの詩

アメリカの女性詩人エミリー・ディキンソンは一八三〇年に米国マサチューセ

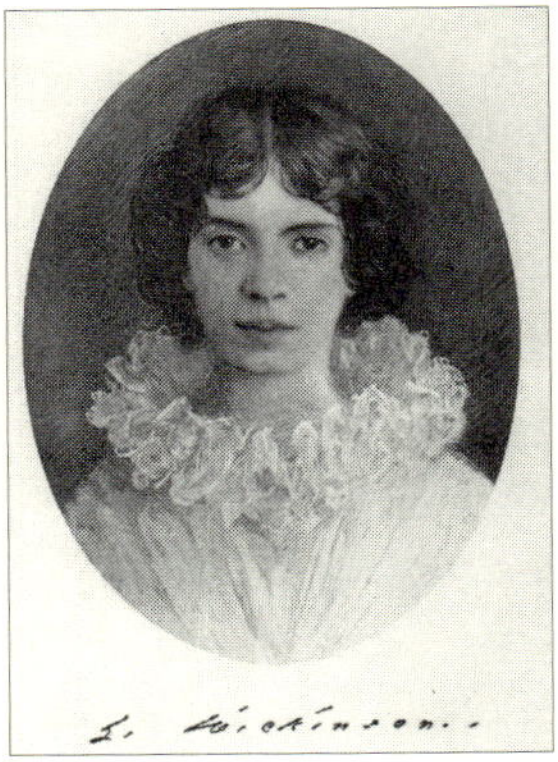

Emily Dickinson
Dickinson Bianchi M, Hampson AL. The Poems of EMILY DICKINSON. Little, Brown and Company, Boston, 1939

ッツの小さな町アムハーストで生まれ一八八六年にその地で亡くなった。彼女の千以上にのぼる詩のほとんどは彼女の死後に発表されたものである。

彼女の詩は自然や生命の静謐な美しさを蓄えている。現在でも彼女の詩はわれわれの心や魂を動かし、われわれに自然への郷愁と苦悩する魂を救う手がかりを与えてくれる。彼女は痛みをテーマにしたいくつかの美しい詩を遺している（Dickinson Bianchi M, Hampson AL. The Poems of EMILY DICKINSON. Little, Brown and Company, Boston, 1939）。

Pain has an element of blank;
It cannot recollect
When it began, or if there were
A day when it was not.

It has no future but itself,
Its infinite realms contain
Its past, enlightened to perceive
New periods of pain.

痛みは空白の要素をもっている
いつ始まったか、あるいはそれがなかった日があったのかも
思い出すことができない
痛みに未来はなく、今あるがままである
痛みの無限性は過去を含み
それが痛みの新しさを予感させる

I like a look of agony,
Because I know it's true;
Men do not sham convulsion,
Nor simulate a throe.

The eyes glaze once, and that is death.
Impossible to feign
The beads upon the forehead
By homely anguish strung.

私は苦痛の表情を好む
それが真実であることを知っているから
人はひきつけをごますことはできない
激痛を装うことはできない
眼がどんよりくもり始めると死が訪れる
額の上の玉の汗は
質朴な苦悶の現れであり
真似することなどできない

彼女は、十九世紀のアメリカの自然の中に身を置き、他者との交流を絶つ孤独な生活の中から、繊細な感性と洞察によって、身体の持つ痛みの本質を的確に描き出した。そこには、あるがままの痛みが、痛みの原初的意味が詩的に描かれている。次の詩も同じように痛みの時空的本質を美しく描きだしている。

Pain expands the time,
Ages coil within
The minute circumference
Of a single brain.

Pain contracts the time
Occupied with shot,
Gamuts of eternities
Are as they were not.

痛みは時間を延長する
ひとつの脳のなかの

小さな世界で
年齢がうずを巻く

打撃に占領された時間を
痛みは短縮する
永遠の領域など存在しなかったかのように

次の詩は、私の拙訳ではなく、日本の現代の詩人、長田弘の美しい訳とともに紹介しよう（長田弘、朝日新聞、一九九七年十月二十八日夕刊『空想の手紙』より）。

If I can stop heart from breaking,
I shall not live in vain;
If I can ease one life the aching,
Or cool one pain,
Or help one fainting robin
Unto his nest again,

I shall not live in vain.

一つの心が壊れるのをとめられるなら
わたしの人生だって無駄ではないだろう
一つのいのちの痛みを癒せるなら
一つの苦しみを静められるなら
一羽の弱ったコマツグミを
もう一ど巣に戻してやれるなら
わたしの人生だって無駄ではないだろう

傷ついた心を癒し、痛みを鎮めることができるなら、私の人生は無駄ではないだろうという言葉のなかに、他人との共生のなかでもっとも基本的な人間的態度が表現されている。痛みは自然界において他と共生するために必須な要素であり、痛みを癒すことが小さいが確かな存在意義になる。痛みを癒すことを仕事にできる医療者だけでなく、痛みを身近に持つ人たちにとって、この詩の美しさは格別である。

4 麻酔の始まり

痛みからの解放は人類の長年の夢であった。大麻、ケシ、チョウセンアサガオ、トリカブト、アルコールなどが疼痛緩和の目的で古くから用いられていた。外科手術を施行するために頚部圧迫や頭部打撲などで失神状態にすることもあったと伝えられている。しかし、科学的な痛みからの解放を全身麻酔という形で初めて成功したのは十九世紀になってからであり、モルトン（Morton WTM、アメリカ）がそのパイオニアである。

彼は二十七歳の時（一八四六年）、エーテル麻酔の公開をマサチューーセッツ総合病院で行い、成功をおさめた。以来、エーテル麻酔が世界中に普及し、それ以後の全身麻酔の礎を作った。彼の墓碑には次のような言葉が刻まれている

(Rushman GB, Davies NJH, Atkinson RS : A short history of anaesthesia. Butterworth Heinemann, Oxford, 1996)。

吸入麻酔の発見者であり創始者：彼以前は常に、手術は苦痛だった。彼により、手術の痛みは消えて無くなった。彼以来、科学は痛みをコントロールできるようになった。

わが国では、一八〇四年に華岡青洲がマンダラゲとトリカブトを主成分とした麻沸散（通仙散）を用いて乳癌手術を成功させた。モルトンより四十年も早い全身麻酔の成功だった。モルトンは、エーテル気化器を苦心して作製し、華岡青洲は漢方薬の調剤に苦心を重ね、ついに全身麻酔を成功に導くことができたのである。

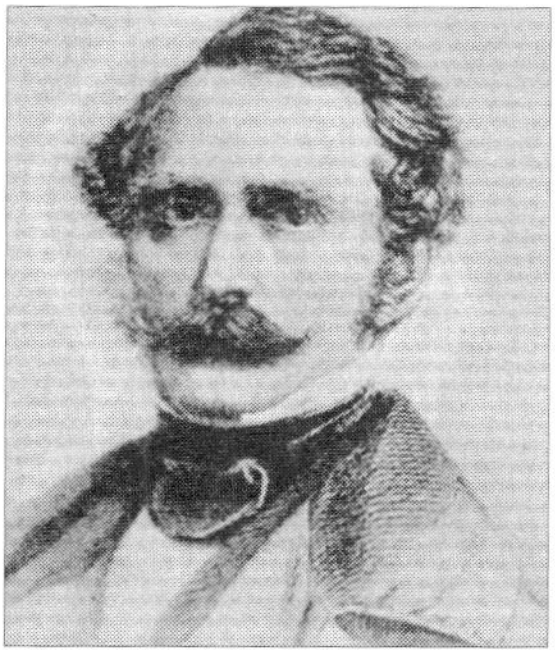

Morton WTM
Rushman GB, Davies NJH, Atkinson RS: A short history of Anaesthesia. Butterworth Heinemann, Oxford, p14, 1996

米国の薬理学者であり、医学の歴史や哲学にも造詣の深かったChauncey

D. Leake（一八九六〜一九七八年）は、Letheon : The Cadenced Story of Anesthesiaというタイトルの長詩に麻酔の歴史を描いている。その一部を引用する（Leake CD. Letheon : The Cadenced History of Anesthesia. University of Texas Press, Texas, 1947）。

外科医のメスが近づくと患者を押さえつけるために
いつも四人の屈強な男たちが必要だった
阿片やジンを飲んで朦朧としながらも
患者は痛みに叫び、苦悶にうめき、
苦痛の痙攣と闘わねばならなかった
外科医が電光石火に切り裂くと
あるいは骨の矯正のため腕や足を引っ張る瞬間に
患者の青白く恐怖にひきつった顔からは玉のような汗が流れ落ちた
／
モルトンは患者アボットの口元に吸入器を近づけた
大きな緊張と数分間の沈黙のあと

アボットは静かな息をして眠りに落ちたようだった
モルトンは外科医のワレンに告げた
「さあ、患者の準備ができました」
ワレンがメスを入れ腫瘍をすばやく切除すると驚きの沈黙が走った
そこにはいつもの悲鳴はなく暴れることもなかった
ただ静かで優しい息づかいが平安な眠りとともに残されていた
沈黙のなか畏敬の念を持ちつつ
彼らは「痛みの死」を目撃し、それを確信した
ワレンが言った
「皆さん、これはまやかしではありません」
血液が拭き取られるとアボットが目を覚ました
モルトンがどんな気持ちだったかと彼に訊ねた
すると彼はぼんやりとしながら何も覚えていないと答えた

このように手術の痛みから人間が解放されるようになった場面が感動的に描かれている。Leakeは、全身麻酔の成功を「痛みの死」と表現した。しかし、

Leakeは詩の最後を次のように結んでいる。

... pain's not conquered, nor can it be,
until we lose adaptiveness in sense
and in response to that which is not-us.

So bearing pain, relieving what we can,
let us learn patiently the gentle way,
firm to prevent such anguish as we may.

痛みは征服されないし征服など不可能だ
われわれが感覚の適合性や
非自己に対する反応の適合性を喪失しないかぎり
だから痛みを抱えながらも可能な限り軽減しつつ
じっと耐えながら優しむすべを学ぼう
そして、逃れることができるかもしれない苦痛からは

しっかりと逃れるためのすべを

麻酔によって手術の痛みから解放されても、所詮痛みを征服することはできない。痛みが日常的であった十九世紀は、痛みは辛いものではあるが、だからこそ生活や人生に必要なものとして受け容れざるを得なかった。

一方、日本で行われた華岡青洲の麻酔の場面は『乳巌治験録』（松木明知：華岡青洲の新研究、岩波出版サービスセンター、挿入写真より、二〇〇二年）や『療乳癌記』（松木明知：華岡青洲の新研究、岩波出版サービスセンター、二〇〇二年、および松木明知：華岡青洲と「『乳巌治験録』、岩波出版サービスセンター、二〇〇四年）に短く書かれているだけである。

「乳巌治験録」

然尚乳巌不治待後之君子云――
嗚呼痛哉古今患之而死者何限――
君實百試之之志則以我療乳巌――
朝服我麻沸散少頃正気恍惚呼不識人事

終身广痺不覚痒痛

乳がんは不治の病とされている。
昔も今も痛みに苦しみながら死んでいく患者が後をたたない。
試行錯誤の末、私は乳がんの治療をここに実施することにした。
朝、麻沸散を投与すると、しばらくして患者は意識を失い
呼びかけても応答が無くなった。
全身が麻痺して痛みを感じなくなった。

「療乳癌記」
彼家行療術先興服諸麻睡之剤
且検療具而待為患婦漸為昏睡己至不省人事
於是執截癌刀

先ず、麻睡剤を投与した。
手術具を準備しながら待っていると患婦は次第に昏睡状態に陥り、

意識を失った。

そこで、癌を取り除くべく執刀を始めた。

このように麻沸散の服用により麻酔状態に至ったことが極めて簡潔に書かれている。念願の全身麻酔の成功であるにもかかわらず、たった一文で済ませている。麻酔の感動はくどくど書かれていない。これらの書物はむしろ手術記録としての要素が大きいために麻酔より手術の様を詳しく述べているのかもしれない。しかし、日本と西洋の痛みに対する捉え方の違いがここにも現れているのかもしれない。

第3章

病苦の中の痛みの声——結核の痛み

夜毎夜毎初夜打つ頃を左《ひんだり》の足いたみでて時鳥《ほととぎす》鳴く

正岡子規『竹乃里歌』

1 結核の痛み

結核は、明治十年から昭和二十五年まで、わが国の病気による死因のトップであった。多くの家庭で仕事盛りの若者が結核に冒され、療養を余儀なくされた。石川啄木や宮沢賢治や樋口一葉など日本の文学者も数知れず結核に冒され、それぞれの文学のなかに色濃く結核の影響を描いている。結核は、もともと肺疾患である。それにより、衰弱し、床に伏すが、症状そのものは穏やかで、がんのように、強烈な痛みに襲われることは少ない。それは、がんのように、大きさが増大しつづけるというものではないからである。主な症状は、咳や血痰や呼吸困難など呼吸器症状であった。

咳き込めば我火の玉のごとくなり
咳き止めば我ぬけがらのごとくなり

これは、結核に罹患した俳人、川端茅舎の境涯句である。悽愴をきわめる咳地獄の中で、衰弱していく自分をしずかに眺める俳人の寂しさが浮かび上がってくる（石原八束著『川端茅舎』、角川書店、一九七四年）。茅舎は、病床のなか、「ぜんまいののの字ばかりの寂光土」という俳句をつくり、茅舎浄土という小宇宙を示現したといわれている。死に至る病であった結核の症状に苦しみながら、同時に彼は俳諧のなかで苦笑いをしていた。

咳暑し茅舎小便又漏らす
咳かすかかすか喀血とくとくと

結核はもともと呼吸器の症状が主なものではあるが、全身のあちこちに結核菌が運ばれると症状も多彩になる。結核が痛みを症状とすることは少ないが、例外的に脊椎カリエスは強い痛みが襲う。結核菌が脊椎に巣くい、カリエス状態というような骨の崩壊を招く。脊椎骨の中には、脊髄が走り、脊髄から多くの神経が皮膚や内臓に手を伸ばしている。だから、脊椎骨が壊れると、これらの神経を圧迫し、障害し、強烈な痛みが襲ってくる。皮膚に化膿巣が及ぶと皮膚が開き、痛みが増す。その脊椎カリエスに冒されたのが正岡子規である。結核患者の描いた作品で痛みをもっとも痛々しく描いているのは、まさしく正岡子規だといっていいだろう。

また、肺結核の外科的治療法として、当時よく行われていたのが、胸郭成形術だった。現在なら全身麻酔下以外に考えられない大きな手術だが、当時は局所麻酔で行われていた。多くの患者が、この手術の痛みに翻弄されたのである。その一人が石田波郷である。結核の治療がもたらす痛みも結核の痛みである。ここでは、正岡子規と石田波郷、二人の俳人の描いた痛みを取りあげる。

2　脊椎カリエスの痛み【造化の力】

明治の俳壇に旋風を巻き起こした正岡子規（一八六七〜一九〇二年）は若くして脊椎カリエスの痛みに苦しんだ。彼は数年間苦痛を抱えて病床に過ごし、その日々の暮らしを随筆という形で新聞に連載した（正岡子規著『病牀六尺』、岩波書店、一九九六年）。

病床六尺、これが我世界である。しかもこの六尺の病床が余には広過ぎるのである。

このように始まる彼の『病牀六尺』は、死の二日前まで約五ヶ月間続いた。そして彼はわずか三十六歳の若さでこの世を去っていった。子規は痛みに対しモルヒネを麻痺剤として使用していたが、痛みを十分にとることはできなかった。脊椎カリエスで脊髄神経が圧迫されていたのだろうか。がん疼痛治療にモルヒネが積極的に用いられる現在でも、神経を圧迫するような痛みにはモルヒネはなかなか効きにくい。そのような神経因性の疼痛には抗うつ薬や抗けいれん薬などの鎮痛補助薬を用いて対処するのだが、もちろんその頃にはなかった。モルヒネの投与法に関しても、子規の場合は一日に一回、多くても二回の投与であり、投与時刻も不定期である。もちろん現在のコンチン錠のように長時間作用する徐放剤ではないから、効果は長くは続かずすぐに痛み出したことだろう。

『病牀六尺』の中に描かれた痛みは壮絶である。

身動きが出来なくなつては、精神の煩悶を起して、殆ど毎日気違のやうな苦しみをする。／もはやたまらんので、こらへにこらへた袋の緒は切れて、遂に破裂する。もうかうなると駄目である。絶叫。号泣。ますます絶叫する、ますます号泣する。その苦しみ痛み何とも形容することはできない。むしろ真の狂人となつてしまへばらくであろうと思ふけれどもそれも出来ぬ。／誰かこの苦を助けてくれるものはあるまいか、誰かこの苦を助けてくれるものはあるまいか。

笑へ。笑へ。健康なる人は笑へ。病気を知らぬ人は笑へ。幸福なる人は笑へ。／　年が年中昼も夜も寝床に横たはつて、三尺の盆栽さへ常に目より上に見上げて楽しんでいる自分ですら、麻痺剤のお陰で多少の苦痛を減じて居る時は、煩悶して居つた時の自分を笑ふてやりたくなる。実に病人は愚かなものである。／笑ふ時の余も、笑はるる時の余も同一の人間であるといふ事を知つたならば、余が煩悶を笑ふ所の人も、一朝地をかふれば皆余に笑はるるの人たるを免れないだらう。咄咄大笑。

このように、痛みがモルヒネのお陰で幾分減じた時ではあるが、痛みを覚える自分や煩悶する自分を笑っている自分に気づく。笑う人も笑われる人も同じ人間であること、痛みも煩悶も実は自分だけのもので、自分ひとりが味わっていると思いこんでいるが、実は人間のさがとして誰も免れないものである。このようにして、子規は、しばしば心を病苦の外へ、病床の外へ遊ばせることができた。とくに彼は俳句の世界に遊ぶことができた（高浜虚子選『子規句集』、岩波書店、二〇〇二年）。

病牀のうめきに和して秋の蝉
臥してみる秋海棠の木末かな
秋海棠に向ける病の寐床かな
活きた目をつつきに来るか蠅の声
いくたびも雪の深さを尋ねけり

病床のうめきに秋の蝉の声が重なりくる。蝉のはかない命と自分の命。秋海棠の花を病床からまじまじと見ることができる自分。蠅の声にも敏感でか弱くなっている自分だが、生きている自分。病床から何度も外の雪の深さを尋ねている子規がいる。それは、狭い病床六尺の世界から自然界へ広がりをみせている。季語を織りこむ俳句の広がりが小世界の病床に可能性を与えている。また、子規の『墨汁一滴』の中に次のような一節があ

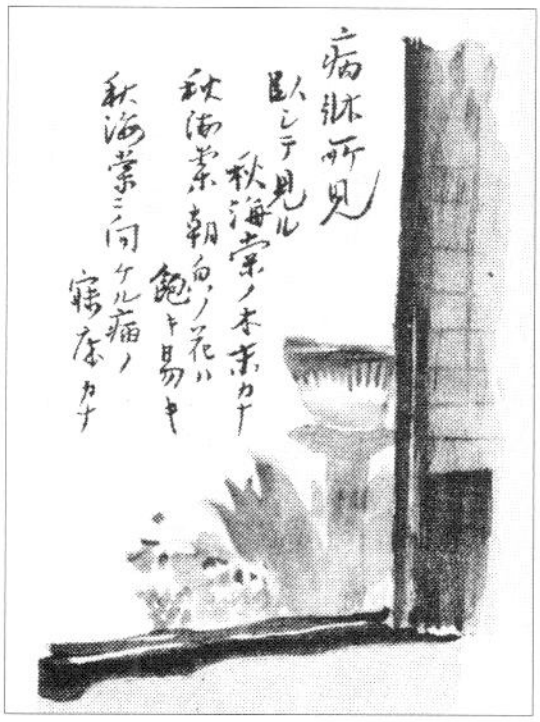

正岡子規　仰臥漫録　岩波書店
p31, 2002

る（正岡子規著『墨汁一滴』、岩波書店、二〇〇二年）。

ガラス玉に金魚を十ばかり入れて机の上に置いてある。余は痛（いたみ）をこらへながら病床からつくづくと見て居る。痛い事も痛いが奇麗な事も奇麗ぢゃ

痛みのなかから金魚の美を鑑賞している。痛みと美が共存している。痛みと自然の美が共存し、不快な痛みを自然の美が吸い取り、痛みをただの感覚として受け容れながら、自然の美に感動する。子規は、病床から牡丹や藤やいちはつの花を眺め、写生し、歌を詠む。花や自然の写生のなかに自分を置き、詩歌のなかに痛みを織り込んでいく。花に遊び、花を写すことによって花に親しみ、花と語り、花によって慰められる。

花の一枝を枕元に置いて、それを正直に写生して居ると、造化の秘密が段々分つて来るような気がする。

こいまろぶ病《やまひ》の床《とこ》のくるしみのその側《かたはら》に牡丹咲くなり
いちはやく牡丹の花は散りにけり我がいたつきのいまだいえなくに
瓶《かめ》にさす藤の花ぶさみじかければたゝみの上にとゞかざりけり
瓶にさす藤の花ぶさ花垂れて病の牀に春暮れんとす
いちはつの花咲きいでて我目には今年ばかりの春いかんとす

転びまわるほど痛い病気に冒され、苦しんでいる彼の寝床から牡丹の花が見える。私の病気はまだ癒えないのに、さきに牡丹の花は散ってしまった。病床の子規の目から、瓶にさしている藤の枝が畳に届きそうだが届いていない。それは、病床に臥す自分だからこそ見える世界である。もう来年は私の命はないだろう。いちはつの花は毎年のこととして今年も咲いているが私にはこれが最後の春なのだ。身近な自然を観賞して、美を見さだめ、写生という表現のなかに痛みも封じていく（土屋文明編『子規歌集』、岩波書店、二〇〇三年）。

子規の病苦はすさまじいものだったが、子規は写生に痛みを同化させるだけでなく、ユーモアも失わなかった。痛みのなかでさえ、とぼけたユーモアを表現したのである。

足あり、仁王の足の如し、足あり、他人の足の如し。足あり、大盤石《だいばんじゃく》の如し。僅に指頭を以てこの脚頭に触るれば天地震動、草木号泣、女媧《じょか》氏未だこの足を断じ去って、五色の石を作らず

女媧《じょか》とは中国古伝説上の皇帝で、人面蛇身、天柱が欠けた時、五色の石を練って補ったという。寝たきりの子規の足は浮腫がひどくなり、仁王の足のように腫れ上がっている。触れるだけで激痛が走る。天地震動、草木号泣の痛みとは、いかにも大げさだが、子規特有の痛み表現でまるで痛みがすべてであるような世界を描いている。それでも子規は、「五色の石を作らず」と漢文のパロディを使って、病苦の自分を慰める余裕をもっている。

痛みが消えず、死に傾斜する心の中で子規に見えてきたものが二つあると黒澤勉は『病者の文学―正岡子規』（信山社、二〇〇三年）の中で述べている。一つは「野心の愚かさ」であり、一つは「宇宙の道理」であるという。

「野心、気取り、虚飾、空威張、およそ是等のものは色気と共に地を払ってしまった」今からみると昔「悟っていた」などと思っていたのは単なる「気取り」

であることが分かったという。子規は世間体も見栄も捨てて赤子のように泣いている。痛みが子規を対世間的な意識を捨ててなりふりかまわぬ「もとの生まれたままの裸体に」帰したのである。

黒澤勉はさらに言う。「無心に今を生きる子規をみる時、私には『賜物としての痛み』という言葉すら浮かんでくるのである」と。痛みは、野心を打ちくだき、自我を打ちくだき、生きとし生けるものへの素直な共感、あわれみ、そしてついに「造化の秘密」に触れることさえ可能にしたというのである。

痛みが「宇宙の道理」を感じさせるとはどういうことであろうか。黒澤は病中苦語のなかの子規の言葉を取りあげる。

僕は人間の意志の自由ということを許さない。右へ行くも、左へ行くも手を動かすもみな意志の自由であるごとく思うているけれど、それも意志の自由ではなくて、やはりある原因から右に行かねばならぬように、または、左に行かねばならぬようにまたは手足を動かさねばならぬという必然の結果生じたのであるこれは、仏教でいえば縁起ということだろう。それを宇宙の道理ともいってもいい。子どものころから宗教嫌いだった子規が病苦のなかで態度として禅宗的になっていく。黒澤は、「子規は病苦にあって、他の何ものかにすがりより頼む信仰ではなく、苦しみそのものになりきって、苦しみと共にいききる勇気、禅的な自立の精神をもって生きたと思う」と述べている。

子規に死期が迫り、いよいよという場面になって、子規は絶筆三句を詠んだ。それは、いかにも子規らしく、生涯をかけた俳句の諧謔精神を表現したものだった。

糸瓜咲いて痰のつまりし仏かな
痰一斗糸瓜の水も間にあはず
をととひのへちまの水も取らざりき

3 胸郭成形手術の痛み【絶望しない力】

石田波郷（一九一三～一九六九年）、本名哲大（てつお）は、愛媛県温泉郡の農家の次男として生まれた。中学を出た後、上級の学校へは行けず、農業を手伝いながら俳句を作っていた。十九歳になって上京し、水原秋桜子の庇護のもと「馬酔木」に加わり俳句に没頭する。四国の松山郊外から都会に出てきて、東京の刺激的な世界にふれ、若々しく健康的でさわやかな俳句が生まれる（石田勝彦編『石田波郷句集』、初蝶、ふらんす堂文庫、二〇〇一年）。

バスを待ち大路の春をうたがはず
あえかなる薔薇撰りをれば春の雷

プラタナス夜もみどりなる夏は来ぬ
吹きおこる秋風鶴をあゆましむ

やがて時代は戦争へ突入し、当然、彼もまたその波に巻き込まれていく。三十歳のときに徴兵され、中国に出征する。しかし、入隊から約半年で彼は結核に冒され、帰郷療養を命じられる。その後、死ぬまで続く波郷の長い療養生活がここに始まったのである。三十五歳のときに国立東京療養所に入所し、胸郭の成形手術を受ける。その様を彼はこう記している（土方鐵著『小説石田波郷』、解放出版社、二〇〇一年）。

基礎麻酔のナルスコが効いて酔心地のまま担送者で手術室に運び込まれた。／肩胛骨の内側に添つてノボカイン注射。／スーッとメスが走る。温いものが流れる。
ナルスコの基礎麻酔では意識は醒めてゐる。／突然火傷に触れられるやうなヒリヒリした痛さが来る。又突然激しい力で殴りつけられ圧しつけられるやうな衝撃的な疼痛がくる。製材鋸を押しあてられるやうな感覚もある。滝壷の底にたたきつけられた後で、水上に浮び出、ほつと呼吸するやうな開放的な瞬間もある。さういうものに翻弄されつくされ私は絶えずうめき声を上げる。／

手術は一時間半かかつて終つた。個室にかへる廊下で私は傷ついた凱旋兵のやうな、平安な満足を覚えてゐた

胸郭成形手術が局所麻酔で行われている。今から考えると想像もできないが、一九四八年頃は麻酔科もなく麻酔の専門家もいなかった。ほとんどの手術が局所麻酔で行われていたのである。クロロホルムやエーテルを用いた吸入による全身麻酔もあったが開放点滴法が用いられ、麻酔の調節もままならず麻酔そのものの危険が大きかった。局所麻酔では表面の痛みはとれても体の奥の痛みはとれない。肋骨を切除する痛みは相当なものだったろう。

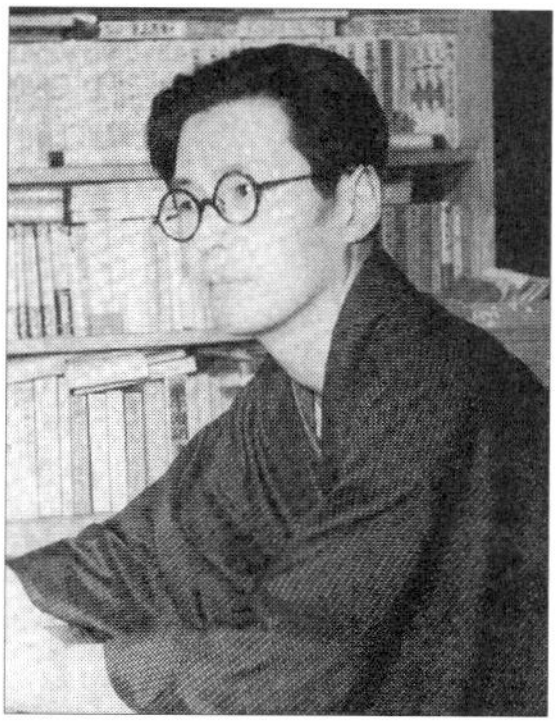

石田波郷
石田勝彦編　石田波郷句集　初蝶
ふらんす堂文庫　2001

二十世紀のドイツの小説家、トーマ

ス・マンも結核患者の様子を小説『魔の山』（高橋義孝訳、新潮文庫、一九六九年）に描いている。魔の山とは、スイスの高原にある結核療養所のことである。そこで、一人の無垢な青年ハンス・カストルプが療養生活のなかで、病気によって解放され、自己形成されていく。『魔の山』の中に、波郷と同じように胸郭手術を受ける患者が描かれている。

麻酔なしでです。でもそれは一向に構いません。私たちはとても全身麻酔に耐えられませんから、あれは禁物ですよ。分別のあるひとならそれくらいのことはわかるというものです。はい、しかし局部麻酔は肉の浅いところにしかとどきません。深い部分にまでとどきませんからね。それで切開される模様がわかるのですよ。／肋骨を探りはじめました。孔を開けて、ガスを入れるのに適当な所を発見するためなのですが、／つまり、器具で私の肋骨を撫ではじめたときに／私は気絶してしまいましてね、／それも一度に三色の、緑と褐色と紫の、三色の気絶です。それにまたその気絶の臭いことといったら、胸膜震盪が嗅覚を襲ったのですわ当時の患者は、多くが手術の痛みに打ちのめされ、翻弄されていた。しかし、手術の痛みはこれで治るという希望によって耐えることができた。

抜糸までの一週間は手術台上の苦しさに劣るものではなかつた。創痛ははげしく身動きも許されぬ仰臥の為背筋の苦しさは言語に絶した。然しこれで結核の運命から解放されるものならばさう考へれば、耐へ易かつたのである

鰯雲ひろがりひろがり創痛む
麻薬うてば十三夜月遁走す
業苦呼起す未明の風鈴は

手術も二度目になると、第一回の時のやうな不安も昂奮もなかった。すべてがわかつてゐた。手術台上にあつても、苦痛の要所がくるとうめき声を上げることもなく耐へた。三本の肋骨を切除して三十五分で終つた

私の三回目の手術は、花盛りの四月十四日になつた。／今度は前胸部の第四肋骨を切除し、肋膜外剥離して、合成樹脂球（ピンポン球位のを四箇、ナフタリン位の十九箇）を充填した。術後甚だしい疲労を感じた

咳き咳けば胸中の球かなしぶも
咳き臥すや女の膝の聳えをり
綿蟲やそこは屍の出でゆく門
霜の墓抱き起こされしとき見たり

私は絶望しない。然し手近に掴めそうな希望はもたなかつた。希望がなくても生きてゆける。一日一日の生を噛みしめて味はふやうな生き方を求めた。それはものを深く視つめてそこに己れを徹《とお》らせることであつた

三度の手術の後、いったん健康を回復した波郷は精力的に仕事をこなす。そして、俳句の世界で大きな活躍をする。しかし、結核は治癒したわけではない。遺残空洞をもつ排菌者である。しかも大酒をのみ、タバコまで吸っていた。波郷は

一九六三年に酔って街頭で倒れ、胸を強打する。その後、手術痕が化膿し、入院、再手術を受けることになる。

午後一時半わたしの手術ははじまつたが、私は手術については何も知らない。基礎麻酔にノボカインだけの十四五年前の手術は、メスが背をはしり、血液が流れる感触までわかつてゐたが、今度は一切空である

この頃にはすでに麻酔が進歩し、全身麻酔が可能になっていた。一九五二年に東京大学に日本で最初の麻酔学講座が作られ、一九五四年に日本麻酔科学会が設立されて以後、国内に急速に気管挿管法、閉鎖循環式全身麻酔という近代の麻酔法が広まっていった。新しい麻酔薬も現われ、より安全に麻酔を受けることができるようになった。患者たちは、手術中の残酷な苦痛から麻酔により救われるようになったのである。全身麻酔中は痛みは一切無い。痛みどころか何も無いのである。世界がない一切空なのである。

手術したにもかかわらず、波郷の病状は進行し、呼吸困難で入退院を繰り返した後、一九六八年にとうとう気管切開を受けることになる。

息吐けと立春の咽喉《のど》切られけり
命美《は》し槍鶏頭の直《すぐ》なるは

波郷は翌年この世を去った。享年五十六歳。次の句は波郷の辞世の句と言われている。彼の一生は結核に翻弄された一生だった。今生は病む生なりき、彼にとってこの世は病む一生だった。しかし、彼は後悔していない。そして烏頭が咲いている。これも一つの人生だ。烏帽子状の紫色の花がしっかり咲いている。その根は生薬の附子の原料として使われる。鎮痛薬として、病む一生だった彼の痛みを和らげんとそこに烏頭が生きている。

今生は病《や》む生《しょう》なりき烏頭《とりかぶと》

第4章

病苦の中の痛みの声——がんの痛み

ここにきて痛みに敏し身体に起こりしことはこころにとどく

春日井健『朝の水』

1 がんの痛み

ＷＨＯによる先進国間の調査によると、末期がん患者の約半数が中等度以上の痛みを持ち、痛みのまったく無い末期がん患者は四分の一に過ぎない。がん患者の症状は痛みだけではない。がんは様々な症状をもたらす。それらが徐々に現れるのもがんの特徴である。その結果、仕事ができなくなる。移動ができなくなる。さらに、排便や排尿が自分ではできなくなる。やがて、食事ができなくなり、会話ができなくなる。そのようにゆっくりと、進行性に日常生活に不都合が現れてくる。

生命維持にとって最重要臓器であり、生命のスイッチ切り替えを瞬時にやってのける心臓にはがんが発生せず転移も生じないという事実は、生命の質の破綻が生命維持の破綻よりほとんど常に先行するという末期のがんの特徴につながっている。静かな安らかな最終章を人は望むのだが、がんそのものは本質的に相反する性質を有している。

様々な身体的症状のなかで、患者の生命の質に最大の悪影響をもたらすのはやはり痛みである。がん患者の痛みには次に挙げるような特徴がある。

第一に、がんの痛みは、空間的に時間的に増大する。今日は痛みがおさえられているとしても、明日にはそれ以上の痛みが襲ってくる可能性がある。

第二に、がんの痛みは、移動する。思わぬ場所に移動する。がん組織の転移とともに、痛みも転移する。痛みはしばしば転移の事実を先取りすることもある。

第三に、がんの痛みは、複合的である。急性痛であり、慢性痛である。炎症痛であり、圧迫痛である。内臓痛であり、表在痛である。神経痛であり、骨痛であり、筋肉痛である。臓器が障害される痛みであり、神経が障害される痛みであり、心理的要素が加わった痛みである。

第四に、がんの痛みは、痛みとともに、様々な症状を伴う。痛みだけでなく麻痺が生じる。排便ができない。眠ることができない。呼吸が苦しい。などなど随伴症状により、痛みの肥大化、遷延化が起こる。

第五に、がんの痛みは、その痛みが存在する理由が腑に落ちない。手術後の痛みや外傷後の痛みと違って、患者はがんの痛みの理由が納得できない。医師や看護師は、手術を受けた患者のように、がん患者なのだから、痛みを受け容れなければならないとつい考えてしまう。

第六に、がんの痛みは、死とともに終わる痛みである。死の不安と共存する痛みである。

痛みが強いとそれ以外の症状がどのように安定していようと生命の質を確保することはできない。生命の質の確保どころか、ときには、痛みはがんによる生命の終焉以上に、患者にとって呪うべきものに転化する。淀川キリスト教病院ホスピス長だった柏木哲夫氏は『癒しのターミナルケア』(最新医学社、二〇〇二年)のなかで次のように述べている。

がんの痛みは患者を現在に閉じこめてしまう。患者を現在に閉じこめてしまう痛みから解放するとき、患者は過去を振り返り、未来を思うことができ、健全な継時的自己同一性を獲得することができる。

このように、強烈な痛みによって人は現在に幽閉される。ある患者はまた、痛みによって、人格が壊れそうになるとも言う。強烈な痛みが人を破壊する力を持っている。

では、このようながんの痛みを抱えた患者にとって痛みの壁の向こうに何があるのか。避けがたい痛みの向こうに、患者は何を見るのだろうか。痛みは人を幽閉し、破壊するだけのものであろうか。

がんの痛みを経験した表現者たちが痛みゆえに創造できた世界をここでは紹介する。日本の詩人、俳人、歌人ががんの痛みをどのように彼らの作品のなかに対象化し、その痛みの向こうに至ったかを見てみることにする。

2 がんの痛みと詩【草木の力】

高見順（一九〇七～一九六五年）は、明治四十年に生まれ、プロレタリア文学

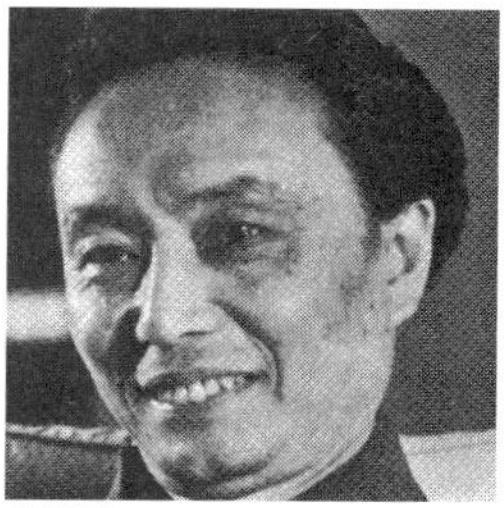
高見順
「高見順詩集」思潮社, 1986

運動に参加した後、治安維持法によって検挙され、その後、太平洋戦争に参加する。高見順は、胃潰瘍（三十九歳）、胸部疾患（四十一歳）、尖端恐怖と白壁恐怖の神経症（四十五歳）などに罹り、入退院を繰り返した。そして五十六歳で食道癌の宣告をうけ、四回の手術を受けた後、五十八歳で死亡する。彼の闘病日記には痛みにうちひしがれながら、死と対峙する彼の姿が描かれていて痛々しい（高見順著『闘病日記』、同時代ライブラリー、岩波書店、一九九〇年）。

一月二日猛烈な腹痛。厭世的になる。ほんとに、もう、カンベンしてくれと言いたくなる。

二月三日終日痛む。
ありうべからざるものが泡のように偶然、ぽっかりうまれたもの、それが生なのではないか。

死ぬときに苦しまねばならぬ—あれは、ありうべからざるものの消失の当然受けねばならぬ刑罰のごときものではないか。
また、人が生まれるとき、母親に苦しみを与える。あの苦しみも、ありうべからざるものが発生するためではないか。

五月二十三日私の魂はいまちぢに乱れている。
ヒューマニズムなんてウソだ。善意なんてウソだ。生きる喜びなんてウソだ。死を前にしたとき、こんなもの一切は無意味だ。

六月二十四日苦しみについて、不履行の人生への責務を、苦しみがかわりに、負債のように払ってくれている。
苦しみに苦しめられることで、苦しめられないときのありがたさがわかる。

高見順は初め小説家としてスタートするが、四十歳になって詩作を志すようになる。彼が詩に傾倒していくようになったのは、ちょうど病魔に襲われ入院を余儀なくされた頃である。病気が詩作を促したともいえる。病床から眺める樹木や犬の遠吠えに不思議な力を得て、それを詩に表現することで彼の生命が養われているかのようである。

「喜び悲しみ」
かう　その　寝たきりで
をりますといふと
庭つづきの向ひの家の犬の
喜び悲しみが
はつきりと分かつてしまつて
つまり
僕自身の喜び悲しみは
無くなつてしまふのであります

「忍耐」
君に
僕の忍耐をあげよう

崖の樹木よ
忍耐でない忍耐の
その君の忍耐が
　僕は欲しい

肺結核でサナトリウムに入院しながら彼は詩をつくった。終生のテーマといえる身体と精神、肉体と心、物資と魂という対比のなかで、彼は生命の意味を問いかけ、死の恐怖と闘い、死を克服しようとする。

高見順の作品『死の淵より』(高見順、『高見順詩集』思潮社、一九八六年)は死の前年に出版されたもので、自己存在の意味や心の深淵を凝視した詩集である。詩人高見順はまた小説や日記や評論を書き、身体と精神との葛藤を描いている。

「地図」
／
痛むことを知らないで病んでいるわが内臓よ

病むことを知らないで痛んでゐるものは何か
病める内臓よ　それが何であるかを告げよ
外にだけ開かれている人間の眼に
私の心の街をいそがしく通過する彼等は
彼等の心の地図をも用意してゐるのだろうか
盲目の夜が間もなく彼等を包むだろう
さうして私は死の中でめざめるだらう

詩集『死の淵より』は食道癌の手術前後のもので、迫りくる死を自覚するなかで、心の深淵を凝視した詩が生まれる。肉体と精神の関係が対比の構図から次第に変化して、精神から身体の側へ、魂から肉体の側へ比重が移っていく。そうすることで、痛み苦しんだ精神が穏やかな安住の地を獲得していくように見える。

「魂よ」
この際だからほんとのことを言うが
お前より食道のほうが

私にとってはずっと貴重だったのだ
食道が失われた今それがはっきり分った
今だったらどっちを選べと言われたら
おまえ魂を売り渡していたろう
／
魂よ
わが食道はおまえのように私を苦しめはしなかった
私の言うことを黙ってしたがってきた
おまえのようなやり方で私をあざむきはしなかった
／
魂よ
おまえの言葉より食道の行為のほうが私には貴重なのだ
口さきばかりの魂をひっとらえて
行為だけの世界に連れて来たい
そして魂をガンにして苦しめてやりたい
そのとき口の達者な魂ははたしてなんと言うだろう

／

「おれの食道に」

／

庭の樹木を見よ　松は松

桜は桜であるようにおれはおれなのだ

おれはおれ以外の者として生きられはしなかったのだ

おれなりに生きてきたおれは

樹木に自己嫌悪はないように

おれとしてはおれなりに死んで行くことに満足する

高見順は形而上的な痛みから解放され、行為する存在としての生をあるがままに生き、自然の中の死を穏やかに死ぬことを願っているようだ。彼は草のように生きようとする。人間は草から生まれて、草に帰っていくというアニミズム的世界がここでは肉体と精神の両方の痛みをもつ人間を解放する道であると彼は言いたかったのではないか。

「われは草なり」
／
ああ　生きる日の
美しき
ああ　生きる日の
楽しさよ
われは草なり
生きんとす
草のいのちを
生きんとす

「庭で　その三」
私はいま前後左右すべて生命にかこまれている
庭はなみなみと生命にみちあふれている
鳥の水あびのように私は

いま草上で生命のゆあみをする

3 がんの痛みと俳句【ユーモアの力】

江國滋（一九三四～一九九七年）が食道癌の告知を受けたのは六十二歳の時だった。随筆家で俳人の江國滋は入院してから亡くなるまでの半年間を本に著した（江國滋著『おい癌め酌みかはさうぜ秋の酒』江國滋闘病日記、新潮文庫、二〇〇〇年）。闘病生活と膨大な病中吟が同時進行でこの本の中に書かれている。

外来で向かい合った医師の第一声は、「高見順です」だった。反射的に「癌ですか」とたずねたとたんに「食道癌です」とあっさり告知された。

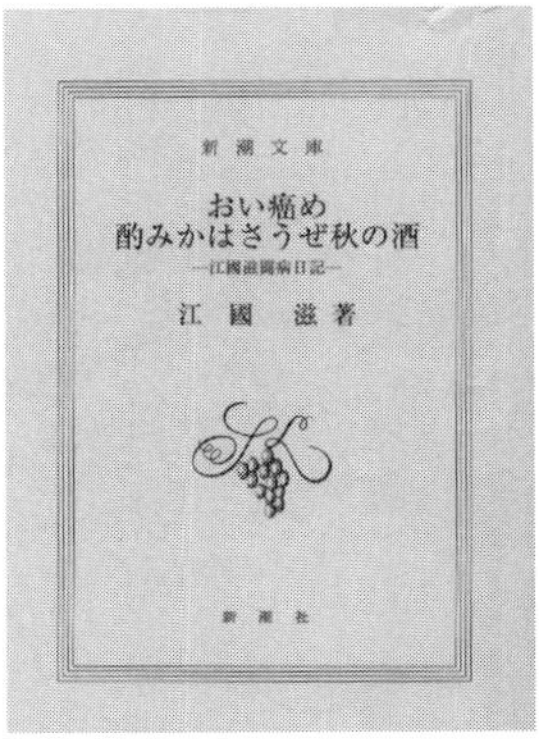

おい癌め酌みかはさうぜ秋の酒
江國滋：新潮文庫、2000

「ショックというより、一種の脱落感で、全身の力が抜けてゆくのがわかる」

この重大事態に、よく俳句など詠めるものだ、と人さまは感心してくれるかもしれないが、自分の本心は自分でわかっている。現実と相対する勇気がない上、何か考えはじめたら、どうしたって「死」に行きつく、それが怖いために、現実逃避のために、俳句を選んだというだけのことだと自覚している。

立春の翌日に受くがん告知
残寒やこの俺がこの俺が癌

彼は胸全体の痛みを感じていたが、症状から生じる苦悩というよりは、がんという病名を受け入れることの苦悩がより大きかった。入院後すぐに、手術へ向けての検査が開始される。検査づけの慌ただしい日々が続く。検査検査で参っている時にやさしい看護師たちに声をかけられるとその優しさに救われる。

カーディガン、ナースはみなやさしくて

一回目の食道摘出術の後、彼をいろんな痛みが襲う。

春暑し傷痛し胸息苦し
春の灯が暗くなりゆくほど痛む
春眠を防ぐ痛みの定期便

この本には患者の側からみた医療現場の様子が詳細に書かれている。患者心理が吐露され、痛みや症状の変化や医師の言葉に微妙に揺れ動く姿が書かれている。なにげない医師の言葉が患者の胸にトゲのように突き刺さる場面がしばしば現れる。術後十日目に胸のドレーン交換にW先生がやって来た。

W先生　「ここは痛くないはずだ、痛くないですよね」

江國氏「そういう訊き方をされると、痛いとも答えにくいし、困るんです」
W先生「引っ張られる感じは、そりゃ、ありますよ。それを痛いといわれても困るんだよな」
江國氏「はあーーー」
W先生「あなたはそういうタイプなんだ」

一回目の手術のあと縫合不全が生じ、再手術が必要と告げられる。急に気持ちが下向きになってしまう。

惜春のまた傷ついてゐるこころ

再手術後は「傷跡は少しも痛まない。今度こそ後は治るだけだと思うと、喜びがこみ上げてくる」と、今までにないほどの充実感を味わう。しかし、この後、どんどん気持ちが沈んでいく。それは、手術の傷跡が痛み始めた頃に一致する。しぶり腹がしくしく痛む日は、「今日は精神状態がよくない」。再手術は無事終了したが、右脇腹〜背中にかけて傷跡が「鉄の輪っかで締め付けられるように」重く痛くなる。ついに炎症が悪化し、再絶食となってしまう。

激痛は激痛として五月晴

モルヒネを欲しておりぬ虎が雨

そして、転移が明らかになる。右首にうずらの卵大のしこりが見つかり、そのぐりぐりは転移であると告げられる。放射線治療が始まり、一時は首のぐりぐりも小さくなったかに思われたが、再び悪化する。さらに背中にも転移が見つかった。

六月や生よりも死が近くなり

目にぐさり「転移」の二字や夏さむし

時の日の激痛こらえゐる時間

ペンがもてないほどの肩、腕の激痛と嗄声とモルヒネによる吐き気や眠気などの症状に苦しむ。なかでも、最も苦しいものは肩と腕の激痛である。

これこそが癌の痛みぞ明け易き
激痛の波に夕凪なかりしか
末期《まつご》ともよめる末期《まつき》の痛みかな

右腕の病的骨折を起こし、右腕が完全に役に立たず、絶望的になる。「何度も経験した絶望のトップクラス」。この後は、自ら筆記することができず、口述を夫人が筆記することになる。腕の激痛いよいよ耐えがたきを訴える。

死が勝つか時間が勝つか夜の秋
断末魔とはこのことかビール欲し
死に尊厳などといふものなし残暑

次第に痛みの表現が減り、死を意識した表現が増えてくる。死を見つめる時間が増えてくる。痛みも強烈で、激痛で夜も眠れないほどなのだが、死を前にしての苦悩が大きくなる。いったん退院するが、病状が急速に悪化し、再入院。死の二日前に辞世となる句を書き付ける。

おい癌め酌みかはさうぜ秋の酒

この句は、本の中では敗北宣言となっている。しかし、がんに対しては敗北かもしれないが、苦悩に対しては勝利宣言ではないだろうか。江國滋は、俳句を作ることによって痛みや苦悩に立ち向かった。結局、痛みや苦しみを乗り越えることはできなかったが、俳句で面白がることはできた。諧謔の俳句の世界で遊ぶことが彼の生き方であり、彼の救いであり、彼の支えでもあった。

4　がんの痛みと短歌【エロスの力】

上田三四二（一九二三〜一九八九年）は大正十二年に生まれ、京都大学医学部を出て内科医になる。しかし、自身が大病を経験する。青年期における結核、四十歳をこえてから結腸がん、そして晩年には前立腺がんを病む。彼は自分の闘病を通して、痛みや病気に関連した多くの短歌を残している（『上田三四二全歌集』、短歌研究文庫、一九九四年）。

臥処に入るよりきたりまぎれざる胸部鈍痛は夜々のかなしみ
激痛の発作ののちにしとどなる汗ありき安らぎのいふ甲斐もなき
咳ひとつ疼痛は背をつらぬきて脚《きやく》震動す悲鳴とともに

ここには痛みに苦しむ三四二がいる。昼間は紛れていた痛みだが、夜になり床

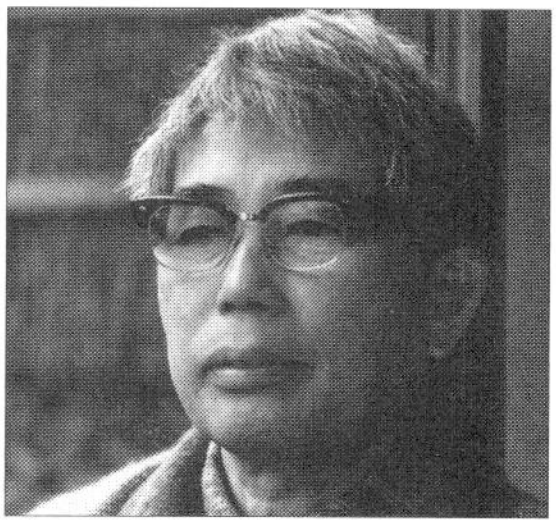

上田三四二
玉井清弘:鑑賞・現代短歌八、「上田三四二」 本阿弥書店　本の帯

につくと痛みが顔を出してくる。夜になり、眼を閉じると痛みに気持ちが囚われてしまう。激痛が襲う。発作が治まったかと思うと全身が汗をかいている。咳のたびに痛みが背中を貫いて悲鳴が出る。自分の足がひきつるように動いている。痛みが直截に詠われているが、そこには、痛む三四二と、痛む三四二を見つめて詠う三四二がいる。

痛みなぎ陽のあたたかきかかる日の病《やまひ》のひまはひとにあひたし
痛みなく起きいづるこのさきはひを忘るるなかれ水飲むと起く
看取りくるる誰ともしらず臥しゐしと痛み解けたるいまになげかゆ
痛みなきいまを幸としゆく雲をみてをり春のうれひある雲

痛みだけが詠われるのではない。痛みは痛みだけに終わらない。かならず痛みが和ぐ瞬間がある。痛みの解ける時間がある。痛みの少ない日がある。痛みのない今がある。その時に生まれるすがすがしさがある。その時こそ人が恋しくなり会いたくなる。痛みのない朝の目覚めがこんなに幸せな朝であるのか。痛む中では誰が看病してくれていたのかさえ分からなかったのに痛みが解けた今、その人たちに感謝の気持ちが湧いてくる。痛みのない今、この今の幸せは雲が流れるように移ろうものであるが、だから実に貴重なものだ。この今の幸せを忘れないようにしよう。大きな痛みゆえに三四二が感じることができた幸せがある。

三四二は、大病のあと、老いの始まるころ、まぶしくうつる女体への関心を歌い、生へのエネルギーを女体の美しさを歌うことで取り戻す。そこでは肉感性を通していのちのかがやきが詠われている。

かきあげてあまれる髪をまく腕腋《かいなえき》下《か》の闇をけぶらせながら
乳房はふたつ尖りてたらちねの性《さが》のつね哺《ふく》まれんことをうながす
輪郭があいまいとなりあぶら身の溶けゆくものを女《をみな》とぞよぶ

生命への讃歌といったものが女体を通して表現される。それは、セザンヌやアングルが描いた裸婦たちからも発せられるエロスのちからとでもよぶべきものである。

半顔の照れるは天の輝《て》れるにていづこよりわが還りしならん
癒されて濡れふすわれに藍ふかき天《あめ》の光のしたたりやまず
つくられし尿管に湧く水のおとさやけきあきの水音ひびく

膀胱前立腺全摘術を受けたあとの三首である。手術後のベッドに寝る三四二の横顔や胸の上に太陽のひかりがそそぐ。大手術からの帰還は生への感謝でもある。人工尿管に湧く尿の音を聞き、三四二は秋を感じとっている。生かされていることへの感謝と受容が、短歌という詩型のなかで、自然世界の澄明さとともに描かれている。

をんなの香こき看護婦とおもふとき病む身いだかれ移されており
生の味は肉の甘美におよぶなし病みて除きておとろへにけり

看護婦の「をんなの香」が三四二の衰弱したからだをふっと揺らす。女体をそこに感じて蘇ろうとするが、病気は体の自由を奪っている。官能的なせつなさだけが残る。

　つひの日のわれにはあつき唇《くち》よせて迦陵頻伽《かりょうびんが》の声をきかせよ

　このいまの病めるうつつを夢なりと覚めてよろこぶを命終《みょうじゅう》とせん

迦陵頻伽とは、上半身は美女で、下半身は鳥の形をした想像上の鳥である。その声は仏の声であるという。ここにも三四二のエロスがある。夢の中で女人と出会い、病む身のよすがとする三四二の、エロスによせる思いは、死の直前まで生の甘美さを引きずっていく。

　妻か母かわからなくなるを昏迷と思ふなよただに看とられてゐる

　くるしみの身の洞《うろ》いでてやすらへと神の言葉もきこゆべくなりぬ

もういいよ、苦痛の日々から抜け出て、永遠の休息をむかえてもいいよと神の声が聞こえる。死を受け容れようとする三四二の嘆息が聞こえる。最晩年まで三四二は、短歌とともに生き、短歌によって癒される、ときにエロスのちからを借りながら。悲劇を見据えたものだけが汲み取ることのできるエロスを三四二は獲得したのである。そして実は、そのエロスの源は母の記憶に向けられたものだった。

母が手にいたみ撫づれば痛み和《な》ぐをさなきときも今のおもひも

5 がんの痛みと短歌【パトスの力】

中城ふみ子（一九二二〜一九五四年）はがんに冒されながらもパトスのちからとでもいうものによって強く生きた。中城ふみ子、本名野江富美子は北海道帯広

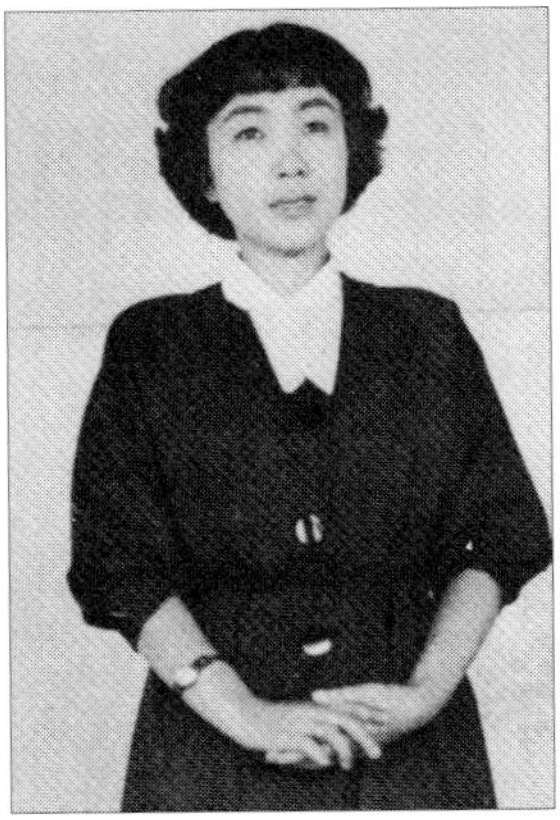

中城ふみ子
中城ふみ子歌集　現代歌人文庫、
国文社、1981

に生まれ、高等女学校時代から詩歌に親しんだ。十九歳で結婚して三人の子どもがあったが、二十八歳で離婚する。離婚後半年して、乳がんがわかり左乳房切除術を受ける。翌年には右乳房切除。二年後、肺に転移し、三十一歳で夭折する。「短歌研究」五十首詠の第一回入選者として颯爽と歌壇に登場して、わずか数ヶ月後の死だった。死の直前に出た「乳房喪失」によって、自らをあからさまに大胆に歌う女性歌人として、彼女は短歌界に衝撃を与えた（『中城ふみ子歌集』、現代歌人文庫、国文社、一九八一年）。

もゆる限りはひとに与へし乳房なれ癌の組成を何時よりと知らず
唇を捺されて乳房熱かりき癌は嘲ふがにひそかに成さる

がんに冒された乳房は彼女のパトスの象徴でもあった。また、同時に彼女の性愛の象徴でもあった。彼女は手術によって乳房を喪失するが、彼女のパトスは更に高まっていく。がんという大きな受難により性愛が磨かれていく。彼女は激情的で生なましい情愛を直截に歌う。彼女のパトスは受難の情熱的ナルシスムでもあり、同時に激しい恋心や情念でもあった。

がんに冒されても、彼女の作品に肉体の痛みの表現は極力抑えられている。むしろ、肉体的苦痛は男性への恋心や肉体的欲求のなかに包まれてしまい肉感的表現に吸収されていくかのごとくである。

病棟の寝鎮るころしくしくと疼けばあはれ癌も身のもの
無き筈の乳房いたむとかなしめる夜々もあやめはふくらみやまず
砂利に挑むシャベルの響き痛みありてわれの内部も掘らるるごとし

彼女の作品は、生と性の葛藤を奔放に詠っている。夫に捨てられた女性として、不倫する女性として、つねに恋する女性として、情愛が詠われている。歌集『乳房喪失』の最初は、別れた夫を詠っている。

出奔せし夫が住むといふ四国目とづれば不思議に美しき島よ
背かれて夜はなほさびし夫を隔つ二つの海が交々に鳴る
赤の他人となりし夫よ肌になほ掌型は温く残りたりとも

彼女は離婚直後に乳がんに冒されて入院するが、同時に新しい男性に出会い恋に陥る。そこには不倫もあり、純粋な青年男性もいた。

すでに腐蝕の匂ひを放つモラルなりためらはず掌に唇ふれよ
いくたりの胸に顫ちゐし大森卓息ひきてたれの所有にもあらず
たれのものにあらざる君が黒き喪のけふよりなほも奪ひ合ふべし
大楡の新しき葉を風揉めりわれは憎まれて熾烈に生きたし

二首目に相手の名前まで示して、自ら不倫に生きることを肯定する。その相手も病死してしまうが、その死により妻から離れることができた彼を所有できるのだと詠う。がんのために死を自覚した彼女自身の孤独な世界は通常の倫理では生きられない世界だった。その生きられぬ世界を、あえて生きようとして、彼女は不倫を引き受けた。というより、そうすることによって、生を確かめ、死を恐怖することから逃れることができたのだろう。

月のひかりに捧ぐるごとくわが顔を仰向かすすでに噂は恐れぬ
音たかく夜空に花火うち開きわれは隈なく奪はれてゐる
嘘少し言ひて楽に生き給へきみは酒も煙草も飲まず

恋する男に隈なく奪われていながら、彼女はもうすでに彼に飽き始めている。入院中の彼女は新しく青年医師に出会い、愛し始め、愛におち、彼の自由も奪ってしまう。

来るたびに加虐のことば残しゆく人を少しづつ愛し始めき
地下室の固きベッドに戻りゆくきみを送りて風の夜となる
死後のわれは身かろくどこへも現れむたとへばきみの肩にも乗りて

彼女にとって短歌はどのような意味をもっていたのか、彼女は次のように述べている。

短歌の限界もむなしさも承知の上でこの詩型式に執着するのは、わたしの場合その時々の自分を再現するのにこれ程手頃な容器は無かったし、束縛された不自由の中で自由であることが私の生のスタイルに一致したからに外ならぬ。／

不治といはれる癌の恐怖に対決した時、始めて不幸の確信から生の深層に手が届いたと思ふ。陰鬱な癌病棟に自分の日常を見出した時どうして歌声とならずに置かうか。私の求める新しい抒情はこの凍土の性格に培はれる外ない。そこで歌はもう生活の一部ではなく生活そのものの表現で無くてはならない。

不幸を確信することによって生の深層に届くことができたと彼女は言う。束縛された不自由の中で自由に生き、それを歌にすることがすなわち彼女の生活表現だった。だから、乳がんの手術も麻酔もメスも、性愛や情愛と重なって表現される。

施術されつつ麻酔が誘ひゆく過去に倖せなりしわが裸身見ゆ
冷やかにメスが葬りゆく乳房とほく愛執のこゑが嘲へり
担はれて手術室出づるその時よりみづみづ尖る乳首を妬む

彼女の死の観念は、生なましい官能と向きあっていた。／中城ふみ子は神に救いをついに求めなかった。むしろ短歌定型詩のなかで赤裸々に自己を表現し、官能を追い求めることで死の向う側に一息にはじき飛んでいったかに見える。死の直前まで持ちつづけた我執へのこだわりは、彼女を神からも遠ざけ、渇いた心をつねに秘めながら、激しいものに向って激しく生きた証しにほかならない（中城ふみ子歌集（前出）の歌人論・永遠なる官能、清水　昶より）。

このような生き方を女のパトスのちからとわたしは言いたい。男性にはとても達しえない激しいパトスのちからをある種の女性は持ちえるのではないか。自分の中にある官能を避けずに見つめる。官能と同じくがんも死も痛みも自分の一部として凝視する、そんなちからを女のパトスは含んでいるように思う。エロスを超えたところにあるパトスのちからとでもいうものを。

ひざまずく今の苦痛よキリストの腰覆ふは僅かな白き粗布のみ
われに似しひとりの女不倫にて乳削ぎの刑に遭はざりしや古代に
灯を消してしのびやかに隣に来るものを快楽《けらく》の如くに今は狎らしつ

6 がんの痛みと詩【病者の力】

細川宏（一九二二〜一九六七年）は大正十一年に生まれ、東京大学医学部を卒業後、昭和三十七年に東京大学医学部解剖学の教授になる。そして五年後にがんのために四十四歳で世を去った。彼は余暇に絵を描き、詩をよくし、さらにイン

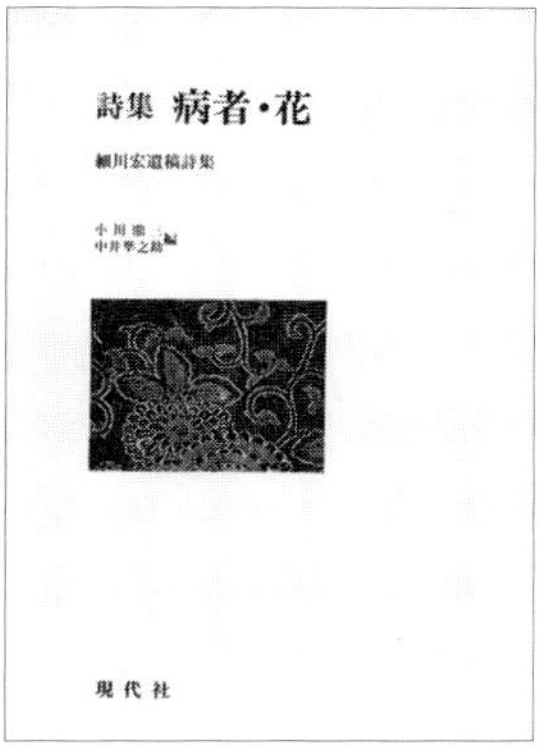

詩集「病者・花」
細川宏遺稿詩集、小川鼎三、中井準之助編、現代社、東京、1999

ターハイの柔道の選手でもあった。さあこれからという時に彼は胃がんで病者となり、肉体的痛みを経験する。Patients must be patient.「病者とは耐え忍ぶ者の謂である」とは、彼の詩集『病者・花』の最初に出てくる言葉である（詩集『病者・花』細川宏遺稿詩集、小川鼎三、中井準之助編、現代社、一九七七年）。

「病者（ペイシェント）（抜粋）」

／

何に耐え
何を忍ぶというのか
その身を襲う病苦の
激しく
かつ執拗な攻撃を

じっと耐え忍ぶのだ
／
さなきだに病苦に悩む病者を
あざけりからかいいたぶる
神経はとぎすまされて鋭く
その鋭い神経に
瞬時もやまぬ肉体的苦痛の連鎖が
大波のごとく重々しくのしかかる

彼は病苦のなかにあって、心のゆとりを失わず、新しい発見、貴重な経験をし、数々の美しい詩を遺してくれた。

「垂直的振動」
ここ年余にわたる病苦の連続
手をかえ品をかえての肉体的苦悩の連続には
正直なところ僕もいささかグロッキーだ

しかもいっこうに上向きの体勢の兆しは見えず
一進一退の果てしない苦痛の連鎖
どうなとなるようになってくれるがよい

それにしても不思議なものだ
健康な頃の僕の生活は今から考えると
いわば平面的空間の中の生活であったのに
今日この頃の僕は
病苦の激しさに比例して
深さのある何かの中に生きている
奇妙な錯覚か

それとも健康者の心は水平方向に振動し
病者のそれは垂直振動をするのかな
肉体的苦痛に比例した振幅の深さで

肉体的苦痛の連鎖でグロッキーになった彼のなかに現れてくる何かとはなんだろう。病者にだけわかる垂直振動をするものはなにか。しかもそれが肉体的苦痛に比例した大きさで波うつという。それは、生かされているという大自然の波ではなかろうか。痛みを超えてみえてくるもの、生きていることをさらに実感させる苦痛があり、それを超えて現れるいとおしさのようなものである。

「病者（ペイシェント）（抜粋）」

／

それは今そこに病み伏しつつも
己が生きてあることに対する
名状しようもなく強い驚きであり
しみじみと深い歓びであり
いのちへの限りない感嘆と畏敬である
病者はきらめくような至福の微光の中に
めくるめく思いに耐えつつ
暫しわが身を忘れ病苦を忘れる

「病苦と心」
病苦は
人の心を耕す「すき」である

——

病苦に耕された人の心は
よわよわしく軟らかいが
柔軟にしなう強靭さをもっている
そしていろいろのものを生み出すゆたかさと
謙虚にものを見、「美しきもの」を讃嘆し
事の真贋を見ぬき
すなおな喜びと悲しみに感動する

深い深い苦痛の中にある
一種清浄なさわやかさ
自然が病苦に与える

せめてもの代償なのであろうか

「アンプリファイヤー（増幅器）」

病気

それは心のアンプリファイヤーだ

苦痛寒暖快不快悲哀歓喜

静寂騒音美醜善悪真贋etc.

もろもろの心理現象の図形が

プラスの方向にもマイナスの方向にも

はっきり増幅され

きわ立った映像を病者の心に結ぶ

細川宏の詩を読むとき、われわれは痛みや苦痛に対して持ち得る人間の底力を思い知る。健康人には持ち得ない病者だけが持つ底力を、しなう心の力を、感じ取るのである。苦痛の連鎖のなかにあって、垂直振動する清浄なこころが病苦より芽生えるのを知るのである。痛みも含めた今を生きていることに対する生命への感嘆と畏敬が宇宙に広がるのを知るのである。

「しなう心」
苦痛のはげしい時こそ
しなやかな心を失うまい
やわらかにしなう心である
ふりつむ雪の重さを静かに受けとり
軟らかく身を撓《たわ》めつつ
春を待つ細い竹のしなやかさを思い浮かべて
じっと苦しみに耐えてみよう

詩集『病者・花』には「病者（ペイシェント）」の長い詩のあとに花の名前が付いた短い詩が五十編並んでいる。病床の彼は見舞いに来た人たちから贈られた花々の美しさとゆたかさを静かに享受することができた。

「ききょう（さみだれききょう）」

ききょうの花がひっそりと静かに咲く
その淡い紫の五弁の花を
病床の僕は黙ってみつめる

長い無言の時が過ぎる

ききょうの花が
愛情のこもった口調でそっとささやく
いたわりと励ましの言葉である
「勇気を出しなさい
へこたれてはだめですよ
さあ元気を出して元気を出して」

僕はちょっととまどって眉をひそめ
やはり黙ったまま
今度は少し照れて顔をしかめる

静かな安らぎと憩いがその心をみたしている
ききょうの花は相変わらず
ひっそりと静かに咲いている

第5章

病苦の中の痛みの声——慢性の痛み

心つくしてうたを憎めよその傷の痛みすなわち花となるまで

斎藤史『渉りかゆかむ』

1 慢性の痛み

痛みは、急性の痛みと慢性の痛みに分けられる。急性の痛みは、外傷や身体的な疾患が原因になり、それによって神経が興奮して引き起こされる痛みである。急性の痛みが反復して長時間持続することもあるが、それはあくまで急性痛が持続する状態であり、いわゆる慢性痛とは区別される。

慢性の痛みは、痛みの原因が消え去った後に、痛みが長時間持続するものである。あるいは、原因が不明で慢性的に続く痛みも含まれる。だから、慢性の痛みは、痛み自身が疾患であるともいえる。末梢神経や中枢神経になんらかの障害が起こり、結果として、刺激に対する反応や痛みの伝達に変化が生じ、正常では感じないような刺激でも痛みを感じてしまう。痛みの専門外来であるペインクリニックを訪れる患者の多くがこの慢性痛である。また、治療に難渋するのも慢性痛である。薬物治療が効きにくいのも慢性痛であり、理学療法、行動認知療法など、多層的で多極的な治療が必要になる。

明らかな病気や異常が目に見えるような形で存在しないために、患者は周りから痛みが理解されず、そのためにますます痛みに苦しむことになる。慢性痛はその期間が長くなるほど、痛みの発現や経過に心理的要因の占める比重が大きくなる。だからといって、身体的治療を行う医師が、治療をあきらめて患者を突き放す形で、心身医学的、精神的治療を専門家に依頼するのは望ましくない。

慢性痛の治療では、痛みのまったくない状態を達成することはできないかもしれないことを認識して、痛みのコントロールを最適に施行することが大切である。ただし、神経ブロックや薬物治療などの身体的治療を漫然と積み重ね、痛みを一時的に和らげる表面的な対応を続けることは、逆に、患者の痛み行動を支えてしまうことにもなる。漫然とした治療が痛み行動の正の強化子となり、患者の病者としての役割を固定化することにもなりかねない。患者のために一生懸命治療にあたること自体が、かえって患者を痛みの世界に閉じこめ、逃れなくしているという逆説的な状況を生みかねない。ときには、独り立ちさせることも痛みから遠ざかるのに有効なことさえあるのである。

慢性痛の患者を診ると、慢性痛こそ、痛みの壁の向こうにあるものが貴重であるように思える。ここに、慢性痛の患者が詩や短歌や文章や絵画に描いた痛みを取りあげる。医療の力ではどうしようもない、取りきれない慢性の痛みを、その壁を、乗り越えるために様々な力が人間に宿っていることがわかるだろう。

2 線維筋痛症の痛みと詩【メタモルフォーシスの力】

慢性疼痛に苦しんでいる米国の一女性患者が「Poetry of Pain」というタイトルの詩集を出した（Marrinson L. Poetry of Pain. Simply Books Lynn wood, WA, 1966）。彼女は交通事故に遭い、それ以来、線維筋痛症（fibromyalgia）という難治性の疼痛にずっと苦しむ。線維筋痛症は「多数の予測できる場所に圧痛のあるびまん性の筋骨格性の疼きと痛み」と定義されている。筋肉の痛みとこり

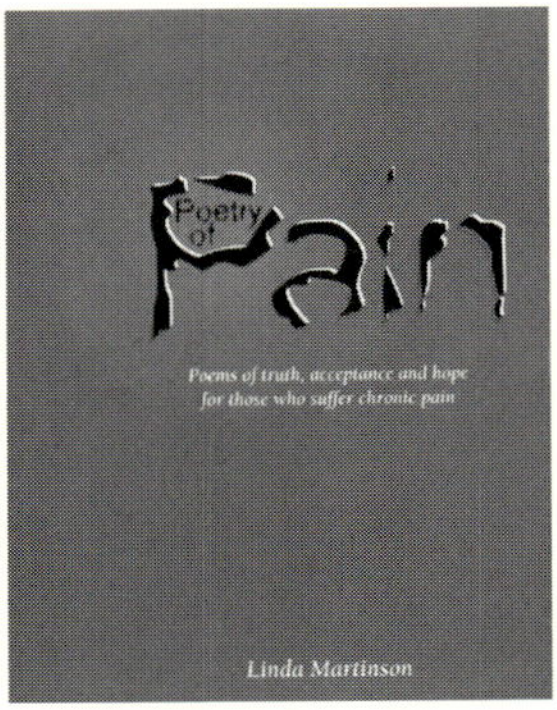

Poetry of Pain
Martinson L. Simply Books
Lynnwood, WA, 1996.

が左右の首、肩、臀部など、上半身と下半身に両側性に出現する。線維筋痛症は機能異常であって、器質的疾患ではない。それゆえ、X線写真やその他の検査で異常が発見されるわけではなく、これといった原因もなく、本人だけが痛みに苦しむ。中年の女性に多く、慢性の経過をたどることが多い。疲れやこわばり、睡眠障害、頭痛、感覚異常や過敏性腸症候群などを伴うことが多い。原因も治療法も確立されていない疾患である。

リンダ・マーチンソンは、長年の線維筋痛症の痛みや痛みとの関わりを詩に表現し、一冊の詩集として出した。原因もわからず、医学的検査になにも異常を示さないため時には痛みの存在を疑われることさえある痛みに耐えながら、決して希望と勇気を失わずに、逃れ得ぬ痛みをまさに体験するものの側から、生の言葉で詩に表現している。

"Wading through the words"

Throbbing,
Burning,
Pounding,
Shooting,
Stabbing.
Ceaseless.
These words are flat
compared to the pain I feel.
There's an animal on my neck
and I can't shake it off.
The weight is heavy,
the teeth are sharp,
the claws dig in.

「言葉で表現すれば」
ずきずきと／焼けるように／打つように／走るように／刺すように

絶え間なく
私が感じている痛みに比べればこれらの言葉は平坦だ
首筋にしがみついている動物がいる
振り落とすことができず
重くのしかかり
歯は鋭く
爪が身に食い込んでいる

リンダ・マーチンソンにとって、痛みをどんな言葉で表現しようとしても、彼女が実際に感じている痛みに比べれば、言語化された痛みは平坦で不十分である。言葉では言いつくせない痛みが彼女の身を襲っている。言葉に出してしまうと彼女の痛みはその言葉の意味に限定されてしまうため、彼女の感じる現存の痛みの広がりが消えてしまう。

彼女は、痛んでいる状態を示すどの言葉より彼女の痛んでいる様子を的確に表現しうるものとして小動物の絵画的イメージを提示している。鋭い歯と爪を首筋に食い込ませている動物が彼女を悩ます痛みの姿である。次の詩も彼女の慢性の痛みを言葉で精一杯に表現している。

"War Crimes"
The chronic pain that rages
through my flesh
tattoos my soul.
I long for a final solution.

My body is a
concentration camp
where tortures abound;
persecutions
that should never be condoned
by any society.
A broken spirit
with slow, sad eyes

dwells within.
Passion gone.
Hope gone.
Heart-cries beg for release;
heart-ashes powder my bones.

「戦争犯罪」
私の肉を貫き
私の精神に彫り込まれた慢性痛よ
私は最後の答えを待っている
私の身体は強制収容所
そこでは拷問につぐ拷問
どんな社会でも決して許されることのない虐待が行われ
生気を失った悲しい眼と傷ついた魂がそこに棲んでいる
情熱は消え
希望も消え

心の叫びは解放を乞い
心の霊は私の骨を粉にしてまく

彼女の痛みの悲惨の極みが表現される。痛みをもつ当人にとって痛みに救いはないのか。彼女は詩集の後半に次のような詩を載せる。そこには、ほのかな微光のようなものが見えてくる。痛みを味わったものが到達しうる救済の微光、その光へ自分が放たれていく姿を、蝶々の変態とだぶらせている。

"Metamorphosis"
Am I a butterfly, finally released
from the cocoon of prosaic existence?

It's hard to believe,
and yet, the woman I am today,
why.... I welcome her!
She's deep;

she has grown;
she has learned to listen.

This pain, while no blessing,
may yet be God's road to enlightenment.

I am wiser, and stronger
than that bustling former me.
Inner Spirit, Higher Power,
call it what you will....
When the pain ebbs,
hold yourself close,
and listen.

「メタモルフォーシス（変態）」

私は平凡な存在の繭から解き放たれた一匹の蝶であろうか？

いや信じられないが、私はいまもひとりの女である
なぜなのだろう、私は今彼女を歓迎している！
彼女は深まり、耳を傾けることを学んだ
この痛みは祝福でないとしても
いずれ神の啓示への道程となるであろう
私はあのせわしかった頃より、賢く、強くなった
「内的霊魂」、「崇高なる力」
それをあなた方はそうよぶかもしれない
痛みが退いたときに
自らを近くに抱きしめてごらん
そして聴いてごらん

キリスト教的な神の救済のすべを痛みのなかに探ろうとする彼女の姿がそこにある。蝶が変態するように、痛みを経ることによって彼女もまた以前の彼女ではなくなっている。そこには、痛みに打ちひしがれるだけのネガティブな姿ではなく、より賢く、より強い存在へと変身するポジティブな姿勢が描かれている。

3 帯状疱疹後神経痛【老いの力】

日本人は、俳句や短歌といったきわめて短い詩型のなかに、自らの思いを凝縮させせて表現してきた。この独特の表現法により、自分の内側から悲しみや苦悩や混沌や葛藤を引きずり出し、表現相手として整理し、対象化することができる。

昭和を代表する歌人のひとりである齋藤史（一九〇九〜二〇〇二年）は、八十歳近くになって帯状疱疹後神経痛に悩まされ、それを短歌に詠んだ（『齋藤史全歌集』、大和書房、二〇〇〇年）。

ヴィールスはしづかに栄え電流のごとき痛みに我をいたぶる
神経細胞直撃されて聲もなしひたすら痛みひたすらやまひ
激痛の二十四時間絶えまなき日を経てみれば指は動かぬ

帯状疱疹後神経痛のしつこい痛みに悩まされながら、彼女は短歌をつくり、痛みのつらさを表出させる。ウイルスが静かに、しかし栄えるようにはびこり、電流のような痛みで攻めてくる。声もない。ひたすら痛い。二十四時間も激痛が続き、気がつくと指が動かない。それに耐えている彼女は痛々しいが、同時にその痛みを客観化している彼女もいる。

わが神経祝はれゐるやヘルペスの（遠山ざくら）より花ざかり
この病気では死にませんよといふなれば生きる算段をせねばならぬ
疲労つもりて引き出ししヘルペスなりといふ八十年生きればそりやあなた

ここには、痛みから距離を得て相対している彼女がいる。老いのあきらめや陽気な一面がヘルペスの病気や痛みを包み込んでいる。この病気では死なないのだから生きる算段をせねばならぬとは、す

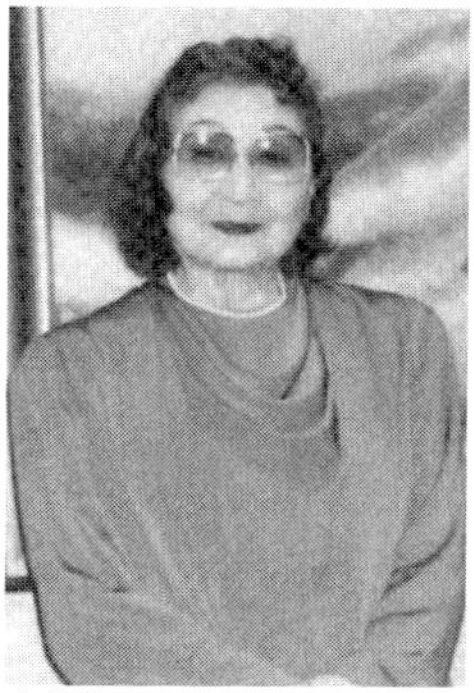

齋藤史
齋藤史全歌集　大和書房
2000

でに痛みを受け容れている彼女の意思表示である。八十年生きればそりやああなたと病気もまた老いの軽さの中で受け容れている。そう詠うことで彼女は病気や痛みを対象化している。

齋藤史は老いるにつれて、老いの力を発揮して、生死や病いを軽やかに詠う。老いることによって生への執着から解き放たれ自由になる。

いくたびか鞭はわが背にあげられぬ生きよ生きよと上げられぬ
宿命《いのち》よりひそかにのがれ出でたしと立ちくらみつつ思ひたりしよ
痛きばかり冴ゆる思ひにひしがれてまたたきすれば春まだ寒し

これら三首は、昭和十七年から十八年にかけて作られた歌である。当時、三十三歳の彼女は、二・二六事件に連座した父親を持つ歌人として、悲しみと失意のなかにあった。太平洋戦争に巻き込まれながら、彼女が必死に生きていく姿がこれらの歌に詠まれている。若きがゆえにどのように生きるのかを苦悶する姿がある。

それから数十年が経ち、彼女を老いが包みこむ。次の代表歌二首に示されるように、老いる中で、死を身近に感じ、死の側から生を見つめることによって新たに生の不思議な力も現れてくる。老いのしたたかさがわれわれに伝わってくる。

おいとまをいただきますと戸をしめて出てゆくようにゆかぬなり生は
死の側より照明《てら》せばことにかがやきてひたくれなゐの生ならずやも

齋藤史は九十歳を過ぎて、乳房切除の手術を受ける。

乳房の丘失せて野のごとき胸ひばり・野うさぎ・虫共よ来よ

手術あとの乳房のない自分の胸を野原にたとえるとは何という比喩だろう。そこにひばりよ来い、野うさぎよ来い、虫どもよ来いと誘う。彼女の肉体はあたかも消滅し、大地の野原の光景と化している。そこには老いによって可能になったユーモアの世界、愉楽の世界がある。それは、痛みも苦しみも包み込む老いの知恵、老いのちからである。

4 画家の背負った痛み【大地と宇宙の力】

フリーダ・カーロ（Frida Kahlo）（一九〇七～一九五四年）は痛みを持った画家として、痛みを自分の肖像画の中に描いた特異な画家として見逃すことができない。フリーダの人生は身体的痛みと精神的痛みに翻弄された人生だった（Hayden Herrera. FRIDA, A Biography of Frida Kahlo, Perennial, HarperCollins Publishers Inc. New York, 2002）。彼女はその現実を、リアリティを、象徴的にキャンパスに描いた。最後まで彼女を支えたものは、メキシコ的文化、自然の中に溶け込んでいく土着の思想、宇宙と一体化する思想だった。

フリーダは二十世紀初め、革命前夜のメキシコに生まれた。六歳で小児麻痺に罹り、右足の萎縮が残る。十八歳の時にバスで学校から帰る途中、路面電車と衝突するという大惨事に巻き込まれ、瀕死の重傷を負う。脊椎と足の骨折、骨盤の粉砕骨折。その日から死ぬまでの二十九年間、この事故の後遺症に悩まされることなる。骨盤障害は子供を生みたいという彼女の夢を砕き、脊椎骨折は彼女に以後三十数回の手術を課すものだった。

事故後の病床で彼女は絵筆を握り始め、やがて画家の道に進む。一九二九年二十二歳の時に著名な壁画家のディエゴ・リベラに出会って結婚する。一九三〇年に最初の妊娠、骨盤不適合で中絶。一九三二年に二度目の妊娠、流産。一九三四年二回目の中絶。夫は公然と不倫に走る。際限なく浮気を繰り返すディエゴ。フリーダも彫刻家イサム・ノグチやロシアの亡命革命家トロツキーらと出会い、一瞬の恋に落ちる。

一九三九年にディエゴとの夫婦生活は破綻し、一旦離婚するが、翌年に再婚する。フリーダはディエゴを深く愛していた。彼女を裏切り傷つけるディエゴをフリーダは許したのである。それは、母が子どものわがままを受け入れるような包み込む愛だった。フリーダはメキシコの大地の母となり、ディエゴはその子どもとなった。彼女は日記に次のように書いている。

私は、彼(ディエゴ)を生んだ胚であり、芽であり、最初の細胞である。私は、最も原始的で最も古代の細胞から「彼」であり、それは「時間」とともに彼となった。

一九四〇年、年齢で言えばまだ三十三歳であるが、彼女の病状が徐々に悪化する。度重なる脊柱固定の手術、固定用のコルセットを二十八個も取り換えて装着するが痛みは取れない。一九四六年の手術後からは薬物耽溺症状も出現する。しかし、彼女は絵を必死に描きつづける。ベッドから出られなくなっても鏡に写る自分を、自分の苦悩を描くことはできる。一九五〇年ごろから病状はいちだんと悪化。右足が壊疽に陥り、切断術を受ける。

その後、彼女の精神的な落ち込みは大きく、そこから立ち直ることはなかった。麻薬耽溺がひどくなり、大量のDemerol（pethizine）を注射していたが、体中が注射痕で固くなって注射する場所を探すのが大変だったという。自殺未遂も繰り返す。そして、肺炎を併発し、一九五四年に亡くなる。死因は肺塞栓とされている。

彼女は、生涯に約二百点の絵画を描いたがその大半が自画像だった。ひとりぼっちのなかで、私が最もよく知っているのは私自身だから自分を描くのですと彼女は言う（Hayden Herrera. FRIDA KAHLO : The Paintings, Perennial,

HarperCollins Publishers Inc. New York, 2002)。

私は私自身の現実を描くのです。私が知っている唯一のことはそれが必要だから描くということ。私の頭の中を通り過ぎることを考慮せずそのまま何でも描くのです

シュールレアリスムすなわち超現実派に属すとされているフリーダの絵は実は彼女の現実そのものだった。その現実をフリーダは隠さず加工せず描いた。自画像の中に、痛みや苦悩をそのまま、彼女のリアリティとして描いた。その一つがThe Broken Column（折れた背骨）である（写真1）。脊柱固定術を何度も受けるが痛みがとれず、苦悩する彼女の姿が描かれている。彼女の背後には大地が裂け、彼女の身体にも裂け目が入っている。痛みは裂け目である。古代ギリシャのイオニア式円柱が彼女の

■写真1

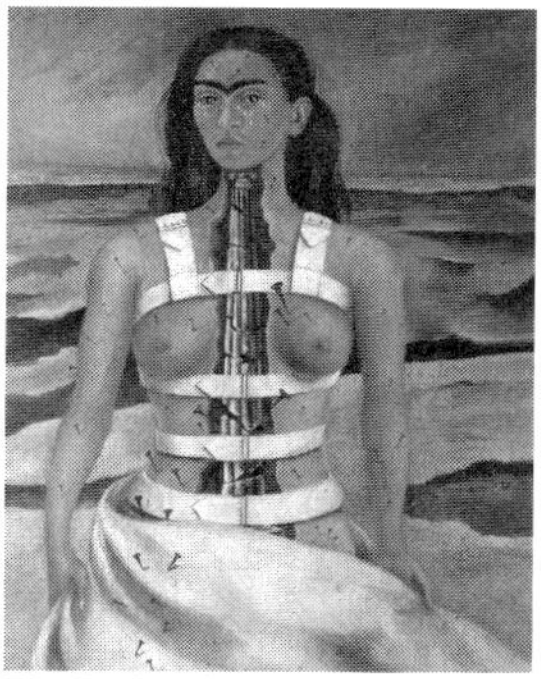

The Broken Column, 1944
In Hayden Herrera. FRIDA KAHLO: The Paintings, Perennial, HarperCollins Publishers Inc. New York p181, 2002

脊柱に置き変わっている。その崩れかけた円柱が彼女の折れた脊柱を表している。コルセットの帯に縛られた彼女の体表には何本もの釘が痛々しく打ち込まれている。にもかかわらず、彼女の肉体は美しい。肩から乳房そして腰部へと若々しい肉体が描かれている。彼女は痛みにゆがんだ表情をしていない。涙を流しているが、悲しい表情ではない。ただ正面を見つめている。傷ついた肉体を痛々しく見る私たちをフリーダは無表情で見つめ返す。

どちらが痛みを感じているのか。フリーダか私たちか？ 折れた背骨か裂けた大地か？ フリーダの絵のなかには表情は表れない。表情の中にリアリティを出すことを彼女は拒んでいる。痛みは現実だが、痛みの表情は痛みの現実のそのままではない。だから、フリーダは彼女の痛みを裂けた肉体のなかに表現した。そして、彼女の痛みは、彼女の肉体を離れ、それを見る側に投射される。それを描く彼女も被写体の彼女の痛みを遠巻きに見ている。

身体に裂け目をもつフリーダの自画像がもう一つある（写真2）。Roots（根）というタイトルのこの絵に描かれた女性もフリーダ自身である。ぽっかりと胸に穴があき、そこから木の根が伸びている。フリーダは砂漠の大地に横たわり、大地にもあちこちに裂け目が見える。

フリーダの身体から伸びた根がその裂け目に入りこんでいる。大地から養分を吸い取る根から逆に彼女の血液が大地へと流れている。フリーダの血液が大地を養う。こうして彼女の生命は大地と一体となり、自然と一体となる。それは、メキシコ文化、アステカ文化に共通する肉体―自然―植物の永遠の生命サイクルを暗示している。

■写真2

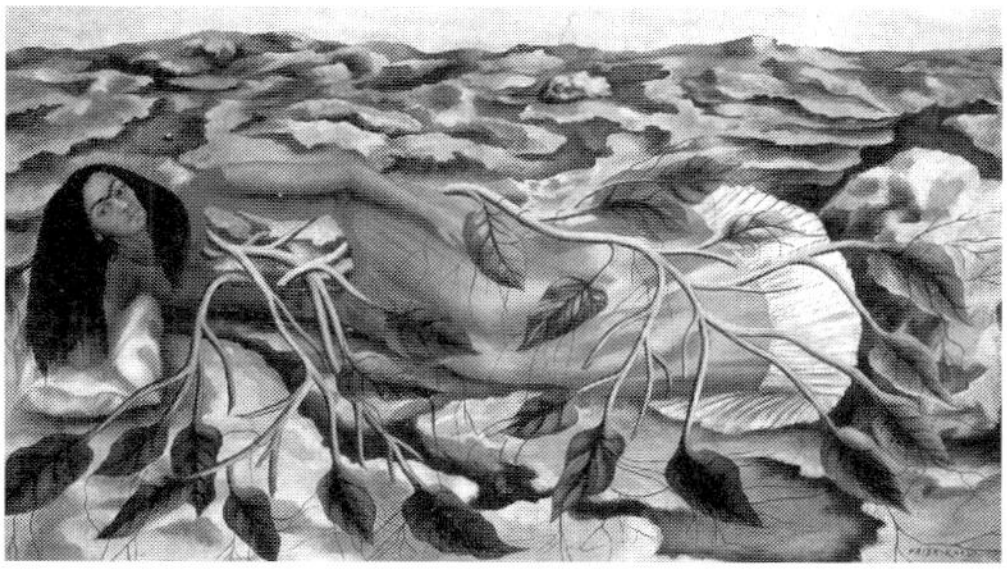

Roots, 1943
In Hayden Herrera. FRIDA KAHLO: The Paintings, Perennial, HarperCollins Publishers Inc. New York p92-93, 2002

一九四六年三十九歳のフリーダは四ヶ月間寝たきりの後、ニューヨークの有名な外科医のもとに行くことを決意する。しかし、期待したニューヨークでの脊椎融合の手術も結果はよくなかった。痛みはとれず、結局、その病院で痛みに対して大量に打たれたモルヒネで幻覚が出現し、以後、彼女は麻薬耽溺から逃れることができなくなる。

ニューヨークの外科医を紹介してくれた彼女の友人に届けた絵がThe Little Deer（仔鹿）である（写真3）。ここにもフリーダの痛みが描かれている。絵の左下隅にフリーダの署名と「CARMA」という言葉が小さく書かれている。カルマとは仏教語で業《ごう》のことである。フリーダは傷ついている若い鹿を自分の業と見なした。変えられない運命だと考えた。

遠くの空には稲妻が光る。森の中にいる傷ついた鹿は湖に行って水を飲むことができない。乾燥し朽ちた木に囲まれた仔鹿の前に若葉をつけた木が折られて落ちている。青春を傷つけられたフリーダが傷ついた鹿と折られた若木に象徴されている。仔鹿の身体には九本の矢が刺さっている。何度も手術を受けたがなかなか軽快しない肉体的痛みとともに、ここにはフリーダの精神的苦痛も描かれている。夫ディエゴの度重なる浮気。九本の矢は、ディエゴが裏切った回数を表しているという。鹿の枝分かれした角の数も九でおなじである。しかし、それでもなお仔鹿の彼女の表情はここでも平静であ

■写真3

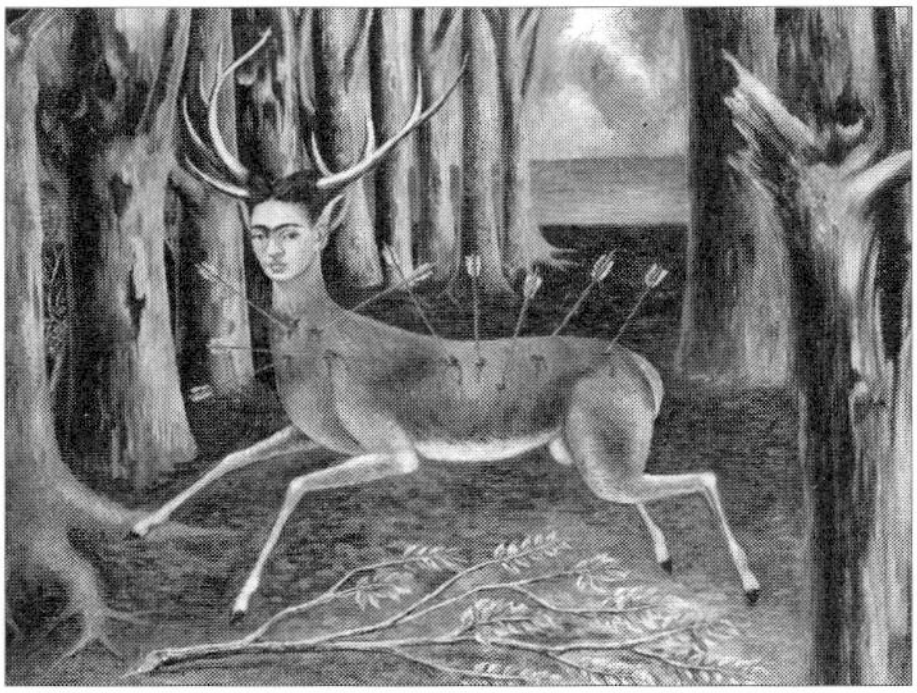

The Little Deer, 1946
In Hayden Herrera. FRIDA KAHLO: The Paintings, Perennial, HarperCollins Publishers Inc. New York p189, 2002

る。ディエゴの裏切りにもフリーダの彼への愛は揺らがない。

フリーダはここにも諸生命の一体化を表現している。森―木々―動物―人間が一体となる世界が絵画に描かれている。それは、フリーダの中を流れるメキシコ人の血、アステカ文化の根底思想につながるものである。その中では、矢に射られた痛みもこころの傷も平静に受け止められる。それらを生み出した宇宙の出来事として、業として受け止められる。

最後に紹介する絵のタイトルは、Love Embrace of the Universe, the Earth (Mexico), Diego, Me, and Senor Xolotl（宇宙、地球《メキシコ》、ディエゴ、私、そしてXolotl様の愛の抱擁）である（写真4）。この絵は、フリーダがたどり着いた安らぎの世界、痛みや苦悩からの救済の世界を描いたものである。それは彼女の脳裏に現れたメキシコ的宇宙を描いている。

フリーダが抱いているのは彼女の最愛の夫ディエゴ・リベラである。ディエゴは赤ん坊となり、赤ん坊の彼は炎のようなオレンジ色の植物を手に握っている。炎となって彼を動かしたのは彼の性的欲情だった。それをフリーダの前で隠そうとせず行動した夫が赤ん坊となり彼女に抱きしめられている。フリーダはそれでも彼を愛した。ディエゴの額には第三の目が描かれている。それは東洋の知恵を

■写真4

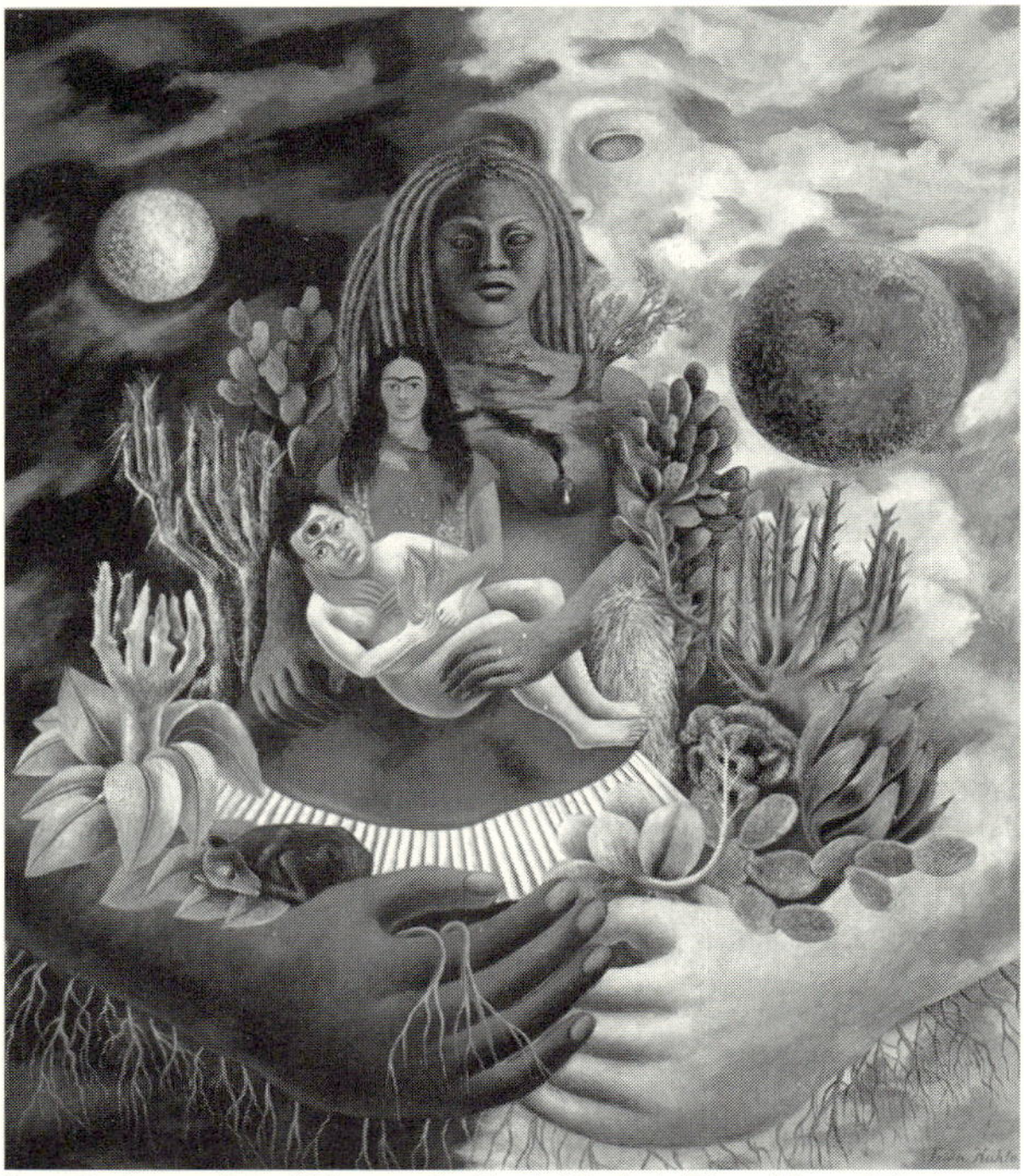

Love Embrace of the Universe, the Earth (Mexico), Diego, Me, and Senor Xolotl, 1946
In Hayden Herrera. FRIDA KAHLO: The Paintings, Perennial, HarperCollins Publishers Inc. New York p174, 2002

見る目でもある。ディエゴの欲情も人間を作った自然の母の仕業である。
ディエゴとフリーダはメキシコの大地の母に抱かれている。月と太陽が世界を照らし、大地の母もフリーダもディエゴも木々や動物（ここでは彼女の愛玩犬のXolotlが描かれている）たちとともに宇宙の母に抱きかかえられている。この絵を描いた頃の彼女の日記に次のような記述がある。

> すべては唯一の法則—いのちに従って動く。だれも違わない。だれも自分のために戦わない。すべてはすべてであり、一つである。苦悩も痛みも、歓びも死も何も無く、存在の過程だけがある。すべてが一つの機能をなしているか、全体の機能の一部にすぎない——。
>
> 私たちは自身を、何百万の存在—石ころ—鳥たち—星の存在—微生物—泉の存在から私たちまでを含んでいる自分へと向ける。多様性は一つに戻るためにある。しかし、それは統合（ときに神と呼ばれ、ときに自由と呼ばれ、ときに愛と呼ばれる）へと向かうのではない—否。
>
> 私たちはいつも、諸世界—諸宇宙の構成員であり、憎しみ—愛—母—子—植物—地球—光—稲妻—等々—世界の供与者である。

5 原因不明の痛み【いのちの力】

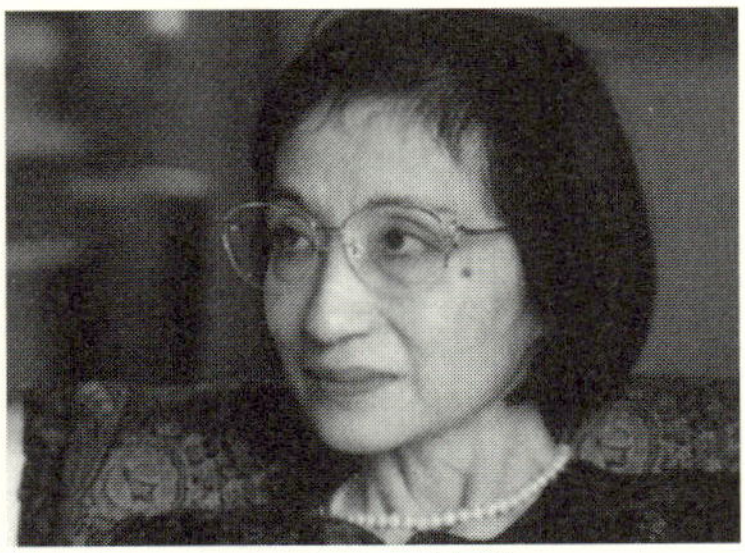
柳澤桂子：ふたたびの生、草思社、2000

柳澤桂子は昭和十三年に生まれ、お茶の水女子大学を卒業後、慶應義塾大学医学部助手や三菱化成生命科学研究所主任をつとめた。生命科学者としての立場から、生き物や人間や社会を見つめ、生命とはなにかを問い続けている。柳澤桂子は長い間、原因のわからない病気で苦しめられる（柳澤桂子著『ふたたびの生』草思社、二〇〇〇年）。最初に入院したのは昭和四十四年で、めまいと微熱からであった。その後、昭和五十三年に子宮摘出術を受ける。術後数週間経って、彼女は激しいめまいに襲われる。頭痛、吐き気、腰痛が同時に襲う。このような症状が以後、繰り返し起こる。腹痛や嚥下障害も加わっていく。数え切れないほど医師を替え、転々とするが症状はなかなか改善せず悪化していく。

私の症状は徐々に進行して、ものを飲み込むのが非常に困難になってきた。飲み込んだものが胃に届くまでの間、食道がけいれんするのか、激しい痛みが起こった。／水しか飲めず、不整脈もひどく、また右季肋部痛も激しくて、じっと横になっていることもできない状態が続いた。一分間を耐えることが苦痛であった。何度も時計を見るが一分がなかなか経たない。今日一日この苦しみを耐えることなどとてもできないと思われた。

この間の事情を、夫は次のように振り返る。

家内の病は、いつも発作のように突然、激しい痛みとともに始まった。／そのたびに病院のあちこちの診療科を転々としてまわった。痛みの激しいときは待合室で待っていることが耐えられない。七転八倒してあぶら汗をながす。／入院しても病因ははっきりしなかった。／そうこうしているうちに、家内の病状はますます悪化した。四十数キロの体重が三十キ口近くに減って、ミイラのようになっていた。／どしゃぶりの雨の日の日曜日、先生はきてくださった。診察後、今までとは違う二種類の抗うつ剤と抗けいれん剤の一種を処方してくださった。結果は劇的だった。一週間ほどで三十年の激痛が止まったのである。

彼女を長年にわたって苦しめていた痛みを劇的に取り去ってくれたのは、アモキサンという抗うつ薬とリボトリルという抗けいれん薬、それから一週間後に追加したトフラニールという抗うつ薬であった。この種の薬は慢性疼痛や神経因性疼痛の治療に使われるが、それが彼女に奏功したわけである。

彼女は、約三十年にも及ぶ痛みをどのように耐えたのであろうか。いや、痛みをどのように引き受けたのだろうか。全身に麻痺がおよび、寝たきりとなった数年間は生きることへの疑問にさいなまれる日々だったという。モルヒネの効かない痛みに耐えかねて、ついに死を覚悟したという。そんななかで、生命科学者として生命の仕組みに精通し、痛みに関する科学的知識をもっていた彼女を支えたものはなんだったのだろうか。朝日新聞（平成十二年二月二日）のインタビューに彼女は次のように答えている。

三十六億年の歴史を持つ生き物が、その歴史をたどって、今、私のところにたどりついている。私は、この地球環境の中に生かされている。花も草も虫もいろいろな動物もいて、なかの一つとして私がある。宇宙全体の一つの大きな布みたいに、私は感じているんですけど、その中の一本の糸。勝手に抜いちゃいけないし、抜けるべきところに来ているのに、無理に置いておくのもよくない。宇宙からいただいた命は、きちっとお返ししなければいけないものだと思っています

人間や群れで生活する生き物は、生まれた時から社会性を求めるように仕組まれ、そう成長していく。——私が一番苦しい時も、癒してくれたのは人でした。ただそこにいてくれるだけで救われる。事実として。癒しというものが物質的にあると思います

病で得たのは恥ずかしさも憎しみも苦しさも自分の中にあるとわかったこと。その時、すごく楽になった。

宇宙の三十六億年の歴史を繋いでいる自分が、側にいてくれる人に癒され、痛みや苦しさが自分の中にあるとわかったことで救われる姿は、生命とは何かを問い続けた彼女の最終的な答えではないだろうか。それは「希望を持ち続けること」という答えではないだろうか。

彼女はまた、痛みやつらさを短歌にも詠んでいる。それもまた、宇宙内存在の眼からみた生きる姿の表現である。歌集『いのちの声』（柳澤桂子『いのちの声』、河出書房新社、二〇〇二年）の「跋」に彼女はこのように記している。

私の闘病生活を支えてくれたものの一つが短歌である。人間はどのような状態になっても表現をしたがる動物である。鉛筆をもつのがやっとという状態になったとき、なかから噴き出るものを吸い取ってくれたのが短歌であった。

詠うことは生きることであった。詠わずにはいられなかった。／

彼女の歌集からいくつか紹介する。いのちの声が聴こえてくるようだ（柳澤桂子、赤勘兵衛『冬樹々のいのち』、草思社、一九九八年)。

「冬樹々のいのち」

なす術のなき苦しみを洗うごと桜は吹雪く白きメシアよ
締め上ぐる両腕の麻痺辛き日に鳩は膨れて北風を受く
鯨にも陣痛はあるのだろうか遙かに思う重く病みつつ
苦しみに在り果つもまた一瞬《ひととき》の遊びならず雪の音聴く
ふたたびの生を授けん新薬は珊瑚の色のカプセルに入る

「いのちの声」

苦しみのなき一日を許されてまばゆきまでの春を見つける
生きかわり死にかわりつつわが内に積む星屑にいのち華やぐ
生まれいずる苦しみ深く漂わせ空蝉は樹をしかとつかみぬ
苦しさの中にとびこんだら苦しさが消えて生きることだけが残った
しずしずと土の中より吸ひ上げしいのちを噴きてけぶるさみどり

6 心因性疼痛障害【捨てる力】

作家夏樹静子が突然腰痛に襲われたのは五十四歳の時だった（夏樹静子著『椅子が怖い——私の腰痛放浪記』、文藝春秋、一九九七年）。

私は、一九九三年一月から約三年間、原因不明の激しい腰痛と、それに伴う奇怪とさえ感じられるほどの異様な症状や障害に悩まされた。考えられる限りの治療——最後に、どうしても最後まで信じられなかった唯一の治療法に辿りつくまで——を試みたが、何ひとつ効なく、症状はジリジリと不気味に増悪した。私は心身共に苦しみ抜き、疲れ果て、不治の恐怖に脅かされて、時には死を頭に浮かべた。

毎日毎日、ほとんどの時間、腰の痛みに苛まれている。痛みの質や程度

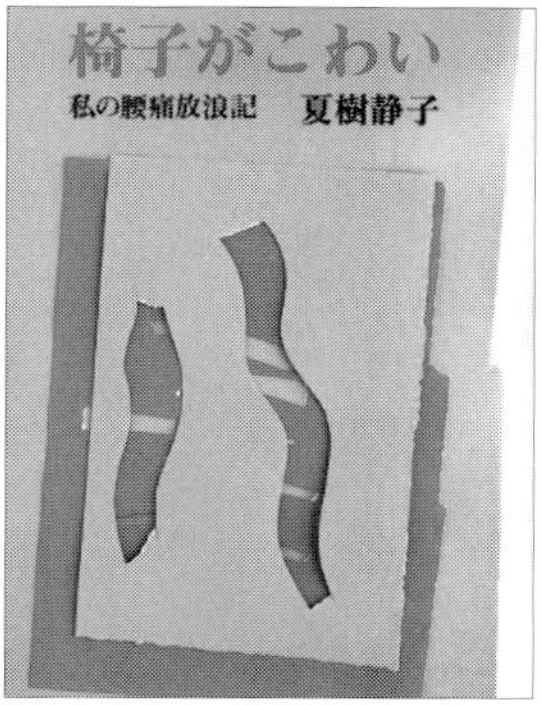

夏樹静子：椅子が怖い―私の腰痛放浪記、文藝春秋、1997

は時によってちがうが、腰全体がまるで活火山になったように熱感を伴ってガンガン痛い時や、骨にヒビでも入るようにみしみし、しんしんと痛む時、あるいは尾てい骨のちょっと上がなんとも頼りない感じでポワッと痛んだり、かと思えばおヘソの真後ろくらいの高い位置が、もう身体を支えていられないといわんばかりに怠痛いたかったり――。

どんな鎮痛剤、坐薬も注射も、私には効かない。ほんのいっときの痛みを忘れさせてくれる程度の効果さえないからである。／つぎに、全身が異常に怠くて疲れる。とくに腰から背中にかけて、鉄の甲羅でも貼り付けられたような、あるいは全身が地に吸い寄せられるような、とでもいおうか。そんな時には、部屋の端から端まで、這って行こうかと思ってしまう。

彼女は整形外科を受診するが治らない。その後、ペインクリニックや精神科などであらゆる検査や治療を受けるが、原因もわからず、腰痛は三年間も続いた。最後に心療内科の平木医師に出会って、心因性疼痛障害（疾病逃避）の診断をつけられる。

疾病逃避は心に反しても起こるものですよ。あなたの意識している心は本当に仕事をしたがっているかもしれない。しかし、あなたの気がつかない潜在意識が、疲れきって悲鳴をあげているのです。そこで病気になれば休めると考えて、幻のような病気をつくり出して逃避したのです。夏樹静子という誰にでも知られた大きな存在を支え続けることに、あなたの潜在意識が疲れきって耐えられなくなっているのです。

と平木医師は語り、夏樹静子として生きていくことを捨てるように告げる。

夏樹静子「夏樹を捨てれば本当に治りますか」

平木医師「絶対に治ります」

平木医師は彼女に十二日間の絶食療法を指示した。

「絶食療法の目的の第一は意識の変革です」

「痛みから逃れようとせず、正面から対面してください。ねじ伏せなくてもいい、ただジッと受けとめるのです。痛みが強くなっても恐れずうろたえず、どこまで痛くなるか見きわめてやろう、といった気持ちでいてください。そして、必ず治る、生まれ変わるのだと自分にいい聞かせるのです」

「あるがまま、が森田療法の極意です。平常心でなくてもいいのです。不安なら不安のまま、怖いなら怖いまま、イヤならイヤのまま椅子に掛けて食事をとる。終わるまでは痛くても掛けているという気持ちで。終わったら、ああ、痛かった、イヤだったというのではなく、痛かったけど掛けられたと自分を評価してやってください」

次第に彼女の痛みがやわらいでいく。

苦痛がないと退屈に覚えた。自分がこの三年間、いかにその苦痛ばかりに心を占められ、上の空で過ごしてきたかをしらされるようで愕然とした。私は五十四歳で発症したが、年齢の感覚はそこで止まっている。何かの拍子にすでに五十七になっていることに気付かされてショックを受ける。三年間は空白のようだった。〝まるで腰痛のヒストリーが私のアイデンティティでもあるかのように〟

痛みから解放された彼女は、その後しばらくの休筆期間をおいて、夏樹静子として再び作家活動を開始する。そして、まさに「痛み」というタイトルの短編を出した（夏樹静子著、『モラルの罠』、文藝春秋、二〇〇三年）。自分の体験をもとに、痛みのもつ心理的側面の不可思議さを、小説のなかでするどく深く描いている。推理小説のなかで彼女は推理不可能性をもつものとして痛みを描いており、人間はその痛みに自覚的にあるいは無自覚的に翻弄されていく。

名前を呼ばれて診察室へ入ってきた時から、その患者は片耳を被うように手をあてがっていた。年頃は四十代なかば、ほっそりとした身体に薄茶のスーツを形よく着た、一見中流家庭の上品な主婦である。が、／歩み寄ってくる姿は、それだけでただならぬ苦痛を表現しているかのようだった。

主訴は〈耳痛〉で、発症の少し前に夫と諍いをしたことを打ちあける。夫の浮気が発見されたその二日後から、温子は耳に違和感を覚え始めた。はじめに医師は「夫の愛情を取り戻すために、激しい耳痛を訴えてみせたのではないかと疑った」。だが、話が展開し、「今は、離婚交渉を有利に運ぶための偽装だったのではないかとの疑惑である。しかも夫の愛人と示し合わせて」というように、複雑な関係が浮き出てくる。しかし、医師は最後に次のように結んでいる。

温子が本当は何の痛みも感じていなかったのか、あるいはわずかな痛みを仰々しく訴えていたのか、実際に激しい痛みに苛まれていたのか、それは本人でなければわからない。いや、本人でさえ、正確には計れないということもある。痛みは感じた時に生まれ、忘れた時に消える。痛みとはそんなものだし、人の心もまた逃げ水のように掴みどころのないものではないだろうか。

自分はただ、患者の訴えにひたすら耳を傾け、その時最善と信じる治療を行うほかない／。

第6章

痛みの向こう

冬つひにきはまりゆくをみてゐたり木々は痛みをいはぬものにて

馬場あき子『晩花』

1 痛みの可能性

これまで、病苦の中で、自ら痛み、痛みに身もだえしながらも、言葉や絵画に自らの痛みのさまを描いた人たちを取りあげてきた。結核やがんや慢性の痛みを味わった人たちが痛みの壁を越える力を得て自らを表現している姿をそこに見ることができる。痛みが痛みをもつ人たちに描かせる世界、痛みが創造する世界は、決して荒廃し乾ききった世界ではなく、人間の手によって、しなやかな心によって、聖杯のようにきらめく可能性を秘めている。そこにある痛みは、忌み嫌い、無にしなければならない痛みではない。

死が避けられないように痛みもまた避けられないがゆえに、死と同じように痛みをもまた受容できる力が人には潜んでいる。痛みの壁の中でも、人は創造する能力を発揮できる。人は痛みの向こうに希望を見い出すことができる。

本章では、同じく痛みを描いてはいるが、自分の痛みの体験からというより、痛みの壁を突き破る力を独特の視点で表現している三人の作家を通して、痛みの意味を考えてみたい。ここでは、痛みが現代における疎外化された人間の復権にさえ力を発揮するというような世界が披露される。登場するのは、ヨーロッパからル・クレジオ、ロシアからトルストイ、そして、アジアからタゴールである。

2 物質的恍惚の中の痛み

日本麻酔科学会の創立五十周年記念式典（二〇〇三年）に招かれたノーベル賞作家の大江健三郎氏は、講演の中で、「痛み」をもっとも長く執拗に描いた作家としてル・クレジオを紹介した。ル・クレジオは『調書』『大洪水』『愛する大地』などの作品で知られる小説家だが、エッセーの表題「物質的恍惚」が示すように、

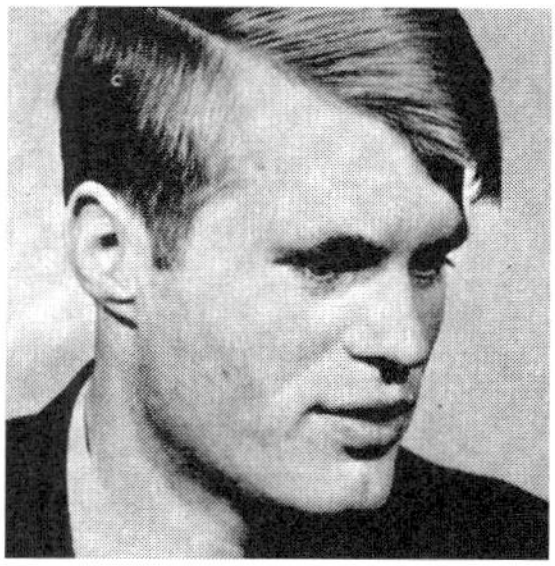

ル・クレジオ、小説「発熱」、高山鉄男訳、新潮社、1970

知性化人間や都市化社会に価値をおかず、物質としての人間への回帰をテーマに、人間的時間と完全に無縁な「無時間の物質」が限りなく支配する世界を執拗に描いた。

ル・クレジオは、一九六五年に『九つの小さな狂気の物語』として小説『発熱』（ル・クレジオ著、『発熱』、高山鉄男訳、新潮社、一九七〇年）を発表した。そのなかの一編である「ボーモンが痛みを知った日」のなかに、歯の痛みに襲われたボーモンの「痛み」が三十頁にわたり綿々と描かれている。

> ボーモンがはじめてその苦痛に気がついたのは、たしか朝の三時二十五分かそこらの時刻で、ベッドの中でのことだった。／横揺れ、縦揺れ、数平方キロメートルの波と空とを仮借なく病的なものにしている視覚の嘔気。それらの一切が急に明らかなものとなり、一種の尖った太陽、つまり明確な痛みが現われ始めたのだ。

その痛みは明らかに激しさをましていた。ボーモンは眼前に未知の悲劇的な世界の扉が開くのを感じた。それは不安が美しさとなっている世界であり、彼岸の世界の追憶につきまとわれたいらだたしげな風景、静謐と平安、澄んだ眼をした動物たちと神経の水のような沈黙が君臨する場所であった。

痛みは、震動とグラフで出来ている支離滅裂な受難だ。痛みはこの空気の網の中を流れ、肺をまわりの事物に結びつけていた。それは二つの根を持った植物で、一方の根は人間の肉の中にさし込まれ、他方の根は、壁掛けに花模様が染め込まれるように、物質の中に染め込まれていた。

痛みは、明るく光っているものなのか、それとも黒く描かれたものなのか判然としないが、とにかく真直ぐで明瞭な形をした象徴で、一種の勝ち誇ったI字形のものとなった。このI字形によって彼の体全体が串ざしにされているのだ。これは垂直な暴力である。

この小説には、痛みという生理的危機をきっかけに秩序が崩壊し、意識が変貌する様とともに、狂気とも思われるような錯乱と渾沌の世界が描かれる。身体的痛みが、意識を物質的なものに解体する。意識が解体される中で、狂気と幻覚のはてに、痛みも解体し、やがて恍惚の世界が訪れる。物質的で沈黙した世界。それが物質的恍惚と言われるものである。

いまではぼくはぼくの痛みを必要としているんです。ぼくが存在しているとすれば、それは痛みのおかげなんです。ぼくは痛みを愛しています。知ってはならないことがあるのにぼくはそれを知ってしまったんです。

もちろん、まだ痛いのですが、しかしもうぼくの知ったことではありません。ぼくは一種平和な気持ちにつつまれています。それはいわば物悲しくて静かなやすらぎです。ほんとうに苦しむには、誰かを愛していることが必要です。ところでぼくはこの世に知る人もなく、ぼくには何もかもきまりきったもの、どうでもよいものとなってしまいました。ぼくは孤独ですが、同時に至る所にいるのです。そうです、至る所です。

眠気と痛みのいっぱいにつまった果肉の、そのまん中にある歯の中に入りこんだとき、ボーモンは不幸から抜け出たのを感じた。彼は遠い所に漂っていた。小さな象牙の檻にとじこめられ、苦しみの中に身をおきながらさらにそれ以上に苦しみたいと願っていた。それは誕生の日に失われ、そしていま突然に蘇ってきた調和であり、欲望もなく、不安もなく、あたかも人間や動物たちの裁判にかけられ、刑を宣告されたかのようだった。

ボーモンは、痛みをあたため、痛みを楽しみながら歯の中に坐っていた。彼は歯の根に両足をはめこんだまま、別の運動によっても動かされていた。それはたとえば太陽の思い出とか、あるいはあわただしく過ぎる時間の思い出といった様なものだった。さまざまの形をした彼の歌のまん中に、奇妙な動物、つまり死にかけている一匹の虫がいた。

ル・クレジオは、現代文明が追求してきた思想や文化を脳の産物であるとして否定する。彼にとっては、頭脳はなく、物質があるだけである。彼は、知的価値にのみ左右されてしまう人間を皮肉り、世界を物質的な世界へ還元することによって、かえって生に価値を見出そうとする。「発熱」の序文の中で彼は次のように述べている。

わたしは大げさな感情というものをあまり信じていない。そのかわりにわたしの目に入るのは、四方八方を翳りまくる昆虫や蟻の軍団だ。ときとしてその小さな黒い矢が一点に集まると、人間の理性は均衡を失う。数分のあいだ、数時間のあいだ、渾沌と冒険が君臨する。熱とか痛みとか、あるいは疲労とか眠気とかは、愛や煩悶や憎しみや死と同じほどに強烈な、同じほどに絶望的な受難なのである。またべつのときには、感覚に襲われた精神は、一種の物質的恍惚のうちにおちいる。真理は、見るものの目にはアーク燈の火よりも眩しいものなのだ。

このような一見狂気的なル・クレジオ的世界の中に、もしかしたら病気や苦痛からの救済の可能性が潜んでいるのかも知れない。私たちは理性や感情を信じすぎているのではないだろうか。自分の意識に信を措きすぎているのではないだろうか。ル・クレジオが言うほどそれらを物質にまで還元する必要はない。しかし、理性や感情や意識を持つ人間も、自然の一部に過ぎないものである。自然を物質的世界と捉えるなら、ル・クレジオ的世界は、人間は草に過ぎないという日本古来の考え方と共通するものがある。ル・クレジオの小説を読みながら、ふと古事記の世界が浮かんで来たのは、クレジオのクレージーな力によるものだろうか。

3 最後の光に貫かれる痛み

ロシアの文豪トルストイ（一八二八〜一九一〇年）が書いた『イワン・イリッチの死』は死と痛みをテーマにした小説である（トルストイ著『イワン・イリッ

チの死』、米川正夫訳、岩波書店、一九七〇年)。イワン・イリッチは四十五歳で、中央裁判所の判事として死んだ。小説は、イワン・イリッチの職場である裁判所の一室で同僚の判事や検事がイワン・イリッチの訃報を聞く場面から始まる。

同僚たちがまず考えたのは、イワン・イリッチの死により自分自身の異動や転任が影響を受けるのではないかということだった。次に、彼らは告別式や慰問といった礼儀上の義務を果たすためにどうするかを考えた。一番親しかったピョードル・イワーノヴィッチでさえ、形式的な慰問を済ますとさっさとカードの娯楽場に出かけてしまう。イワン・イリッチの妻はどうかというと、慰問に来た彼の友人に、彼の死を機会により多くの金を国庫から取れないかという相談をする。

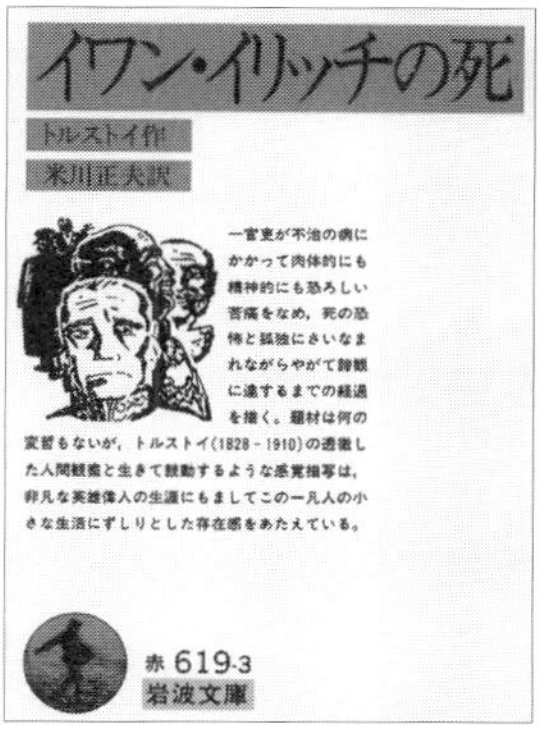

トルストイ、「イワン・イリッチの死」、米川正夫訳、岩波書店、東京、1970

このように、生き残った人たちにとって、イワン・イリッチの死はまさしくその死が自分のことではないことを確認させるものだった。妻や友人らは、イワン・イリッチが死ぬ前の三昼夜、恐ろしいほど痛みに苦しんだにもかかわらず、その苦しみは自分のものではない、自分には関係のないというふうな理屈をつけて心を落ち着けるのだった。

では、当のイワン・イリッチにとって、痛みや死は一体どういうものだったのだろうか。当人のみのものである痛みと死、誰にも訪れる痛みと死、その宗教的真実を、トルストイは、この短編小説のなかで描いている。

イワン・イリッチは、官吏の次男として生まれ、法律学校を卒業し、望み通り検事となった。法律学校時代の彼は快活で人がよく、社交的で、己の義務と信じるところは厳格に実行するといった単純で平凡な人間であった。やがて、結婚し子どもができるが、妻は理由なく嫉妬したり、夫に機嫌取りを要求し、夫婦の間に諍いが起き始める。結婚後一年たつかたたないうちに、彼は家庭に楽しみを求めなくなり、家庭生活は形式的なものとなる。彼の興味は仕事に集中し、裁判所の仕事のみが彼を満足させるものとなる。

そんな生活を結婚以来十七年続けていたが、転任を断ったために仕事がうまくいかなくなり生活に困る苦しい時が訪れる。しかし、偶然にも思いがけない昇進が舞い込む。新任の地で立派な住居が与えられ、生活も余裕ができ、それによって夫婦仲もよくなり、幸せの時間がしばしば流れる。なにもかもいたって結構ずくめであったちょうどその時である。

イワン・イリッチははしごから足を踏み外して横腹を打撲する。それ以後、横腹の痛みが次第に増していく。医者に診てもらうが原因が明らかにされない。ずきずきする鈍い痛みが次第に増強し、阿片を飲んでもモルヒネを注射してもなかなか楽にならない。一方で、妻に対する不満、これまでの生活に対する疑問、医者の言動への不信などがイワン・イリッチの苦痛をさらに増していく。

一刻も静まることのない、ずきずき疼くような悩ましい痛み、絶えず遠ざかってゆきながら、しかも、いぜんとして滅しつくさぬ生命の意識、唯一の現実としてしじゅう頭上に蔽いかぶさっている恐ろしい憎むべき死、いぜんとして変わりのない虚偽—そこにいかなる日があり、週があり、時があろうか?

イワン・イリッチの精神的な苦しみというのはほかでもない。彼の頭にこういう考えが浮かんだのである。

もしもおれの生活が、意識的生活が、本当にすっかり間違っているとしたらどうだろう?

そして、それがなにもかも間違っていて、生死を蔽う恐ろしい大がかりな欺瞞であることを、はっきりと見てとった。この意識が彼の肉体上の苦痛を十倍にした。

その三日の間、彼にとっては時間というものが存在しなかった。彼はその間ひっきりなしに、打ち勝つことができない、目に見えぬ力により押し込まれた、黒い袋の中でもがき続けた。

彼は感じた――自分の苦しみは、この黒い穴の中へ押し込まれることでもあるが、またそれと同時にひと思いにこの穴へ滑り込めない事に、より多くの苦痛が含まれている。ひと思いにすべり込むじゃまをしているのは、自分の生活が立派なものだったという意識である。こうした生の肯定が彼を捕らへて、先へ行かせまいとするために、それがなにより彼を苦しめるのであった。

トルストイは、肉体的苦痛が次第に精神的苦痛とともに増幅していく様子を描いた。イワン・イリッチの痛みは、医者や妻や同僚の間に見え隠れする嘘やごまかしの態度からますます悪化していく。彼にとっての癒しは、下男のゲラーシムだけだった。ゲラーシムは嘘をつかず、隠そうとせず、ただただ主人を気の毒と思って嘆く。「人間はみんな死ぬもんですからね」とゲラーシムは彼に言い、彼は安らぐ。

イワン・イリッチは次第に自分の人生に対しても疑問を抱くようになる。自分の人生が欺瞞的なものであったのではないかという問いが彼を苦しめる。そして、最後の最後になって、自分の生活は間違っていたかもしれないが、それでも取り返しがつくのだということを発見する。

それは三日目の終りで、死ぬ二時間まえのことであった。ちょうどその時、イワン・イリッチは穴の中へ落ち込んで、一点の光明を認めた。そして、自分の生活は間違っていたものの、しかし、まだ取り返しはつく、という思想が啓示されたのである。彼は「本当の事」とは何かと自問して、耳傾けながら、じっと静まりかえった。その時、誰かが自分の手に接吻しているのを感じた。

「そうだ、おれはこの人たちを苦しめている」と彼は考えた。すると、とつぜん、はっきりわかった—今まで彼を悩まして、彼の体から出て行こうとしなかったものが、一時にすっかり出ていくのであった。四方八方、ありとあらゆる方角から。妻子が可哀そうだ、彼らを苦しめないようにしなければならない。彼らをこの苦痛から救って、自分ものがれねばならない。「なんていい気持ちだ、そして、なんという造作のないことだ」と彼は考えた。「痛みは？」と自問した。「いったいどこへ行ったのだ？　おい苦痛、お前はどこにいるのだ？」

彼は耳を澄ましはじめた。

「そうだ、ここにいるのだ。なに、かまやしない、勝手にするがいい。」

「ところで死は？　どこにいるのだ？」

古くから馴染みになっている死の恐怖をさがしたが、見つからなかった。いったいどこにいるのだ？　死とはなんだ？　恐怖はまるでなかった。なぜなら、死がなかったからである。

死の代わりに光があった。

「ああ、そうだったのか！」彼は声にたてて言った。「なんという喜びだろう！」

これらはすべて彼にとって、ほんの一瞬の出来事であったが、この一瞬間の意味はもはや変わることがなかった。しかし、そばにいる人にとっては、彼の臨終の苦悶はなお二時間つづいた。

イワン・イリッチは、このようにして痛みと死から解放される。彼は「いったいどこへ行ったのだ？　おい苦痛、お前はどこにいるのだ？」と自問し、「そうだ、ここにいるのだ。なに、かまやしない、勝手にするがいい。」という境地に達する。その時、全身が光に貫かれる。

トルストイは、痛みと死について、だれにでも救済の光が差し込んでくれる可能性を描いた。決して高尚な宗教や信仰が必要なわけではなく、生命ある人間がささやかな真実を発見する瞬間に照らされる光。そのささやかな真実とは愛であり、受容であった。

4 痛みに耐える無限の力

ラビンドラナート・タゴール（一八六一～一九四一年）はインドの詩人である。インドが英国の支配下に隷属していた時代に、世界が二度の大戦へと突き進む時代に、タゴールは民族と国境を超えた人間への愛を説き、人間と自然の調和を説き、人間精神の平安と世界の平和を説いた。彼の宗教観や人生観は、インド・ヒンドゥーの死生観に根ざしてはいるが、それを超えて、世界的な視野に立ったヒューマニズムに包まれていた。タゴールの聖なるものへの探求は、排他的なものを排斥し、ヒンドゥー教徒、イスラム教徒、キリスト教徒の宗教的対立を超え、人間の作り出した資本主義、共産主義、

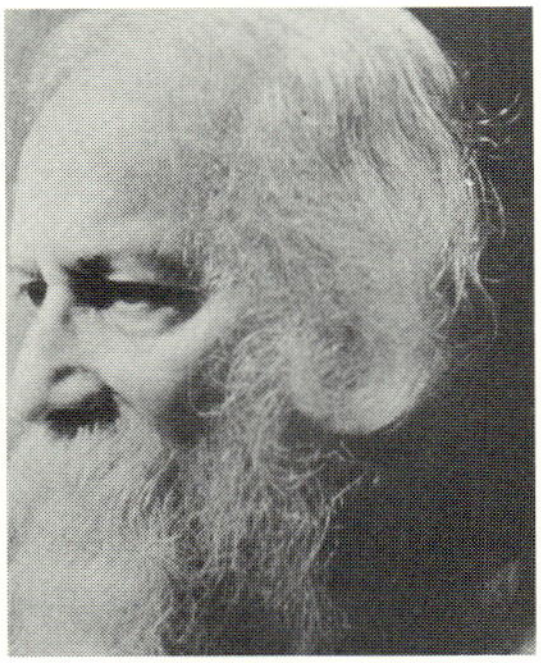

タゴール、クリパラーニ、「タゴールの生涯（全）」、森本達雄訳　第三文明社　東京　1981

社会主義のイデオロギーを超えたものだった。彼は言う（クリパラーニ著、『タゴールの生涯（全）』、森本達雄訳第三文明社、一九八一年）。

罪とか徳に関するわれわれの概念の、なんとまあ不自然でわざとらしいことか！

生きとし生けるすべてのものにたいする同情のこころにまさる宗教はない。愛こそがあらゆる宗教の礎である。

目覚めよ、わが心よ、目覚めよ、静かに
この聖なる巡礼の地に
バーラクの
この広大な人類の海の岸辺に
ここに立ち、わたしは、両の腕をひろげて
人を歓迎《むか》える――人みなは、その姿のままで聖《とうと》い――

タゴールは、一九一三年に詩集『ギタンジャリ（歌のささげもの）』でノーベル賞を受賞した。この作品は死生をテーマにした一連の作品である。人生の悲嘆と苦悩、死別と挫折、闘いと失意の中から、タゴールは死と向き合うなかで、湧き出る生命力と心から迸り出る言葉を詩にした。それは、森羅万象の脈々と輝く生命の歓びを詠ったものだが、神や宇宙の創造主の意思をまるで代弁しているかのような言葉である（森本達雄編訳、『タゴール死生の詩』、人間と歴史社、二〇〇二年）。

昼となく夜となく
わたしの血管をながれる同じ生命の流れが
世界をつらぬいてながれ
律動的に鼓動をうちながら
躍動している
その同じ生命が
大地の塵のなかをかけめぐり
無数の草の葉のなかに歓びとなって萌え出で
木の葉や花々のざわめく波となってくだける

その同じ生命が
生と死の海の揺籃のなかで
潮の満ち干につれて
ゆられている
この生命の世界に触れると
わたしの手足は輝きわたるかに思われる
そして、いまこの刹那にも
幾世代の生命の鼓動が
わたしの血のなかに脈打っているという思いから
わたしの誇りは湧きおこる

タゴールは、自分の苦痛をまわりの人に与えないように、自分が苦しんでいる様を見てまわりの人が苦しむことがないように、気を配った。それは、精神的な苦痛だけでなく、肉体的苦痛においても同じだった。あるとき彼は身体的痛みを意志の力で乗り越える経験をした。真夜中、ひとり寝ていると、足の指に激しい痛みをおぼえ、目を覚ました。大さそりに刺されたのだった。

火のつくような痛みが走った。しかし自分のために家人の誰をも起こしたくなかった彼は、じっと耐えようとした。激しい痛みがつのり、痛みに耐えきれなくなったとき、彼は意識を肉体から切り離そうと、全精神を集中した。いま痛みに苦しんでいるのは、自分の前に横たわっている肉体であって、自分ではない。彼は自我と肉体の二元性を確立することに成功した。そのとたん、痛みは完全に止まった。その後、肉体の苦痛や不快にふたたび見舞われたときにはいつも、彼はこの経験を思い出して、彼の意識を肉体から切り離そうと全力を尽くした。

タゴールは七十歳代の後半、突然の病に倒れ、意識昏睡に陥った。生死の境を彷徨った後、彼はふたたび快復するが、ペンをとって書くことができず、頭のなかに湧き上がってくる言葉と韻律を、口述することで詩作を続けた。この時期に生まれたのが「病床にて」である。この詩の中で、タゴールは人間が苦痛や苦悶を乗り越える力を持っていることを人間の最高の資質であると語っている。人間の無限の価値は、肉体の苦痛を通して見いだされると詠っている。

「病床にて」第五歌

この広大な宇宙に
苦悶の車輪が廻る——
惑星や恒星たちをこなごなにおしつぶしながら。
火の粉が、あたりいちめんに飛び散り、
破滅の悲哀の網をひろげて
存在の苦悩を
物凄い速度で、包みこんでゆく。
病苦の工房か
意識の赫々と燃える中庭か
どこから、投げ槍の飛ぶ音が聞こえてくるのか、
どこから、傷口の血が流れ出るのか。
人の肉体は、脆く小さい、それなのに
苦痛に耐える力のなんと限りなく大きいことか！
創造と破壊の接点で——
神の巨大な力に酔いしれた

世界の饗宴の席上で
なんのために、人間は、彼の火酒の杯を捧げるのか——おお、なぜに
この肉体の土の器に、なみなみと
紅の熱い涙の血潮が、たぎるのか。
人間の不屈の意識が
一瞬一瞬、肉体に無限の価値を与える、
犠牲の火中に投じる肉体の苦痛
それこそは、祭壇に捧げる人間の生贄——
天体の難行のいずこに
これに匹敵できる犠牲があるだろうか。
これほどの不屈の力の富が
これほどの怖れなき忍耐が
これほどの敢然たる死への挑戦があるだろうか。
この勝利の旅は
かがやきわたる、名もなきどんな聖地に向かって行くのだろうか——
火の床を、つぎからつぎへと、踏み越え

苦痛のぎりぎりの限界を求めて。
そのような旅路を、ともどもに行く、道すがら
清らかな泉の水が、火の岩をつきぬけて、湧き出でる——
　この旅の支えは、無限の愛。

　苦痛に耐える力に人間の希望を見いだす。人間は苦痛のるつぼから甘露を取り出すことができるのを彼は知っている。苦痛の旅、ぎりぎりの限界の旅を支えるものは、愛であり、それは無限である。そして、それは清らかな泉の水でもある。

　彼は、世界大戦で破滅の道を歩みつつある人類と、崩れゆく文明に挫折しながら、しかし、それでも人間への信仰と希望を、苦痛に屈しない肉体や奉仕の精神と、流れてやまぬ泉の水のなかに、見いだすのである。肉体の苦痛を通して、一瞬一瞬に、肉体すなわち生の無限の価値を見いだしていく。「人間の肉体は脆く小さい、それなのに苦痛に耐える力のなんと限りなく大きいことか」

　タゴールは八十歳で生涯を閉じた。人は傷つき苦しむ。それは厳しい試練であるが、だれもそれを逃れられない。それは人間に与えられた試練であるが真理の厳しさである。真理は欺くことがない。そして、人はその試練を乗り越える力を

与えられている。というより、その試練を通して人は一瞬一瞬に無限の価値を見いだす。だから、傷つくことも苦しむことも真理であり、愛すべきことなのだ。

この世界が
夢でないことにわたしは気づいた。
わたし自身の存在が
血文字で書かれているのを、わたしは見た。
果てしなく、傷つき
果てしなく、苦しみ
わたしは、ようやく、自らを知るに至った。
真理は、厳しい、
その厳しさを、わたしは愛した—
真理は、欺くことがないからだ。

第7章

現代社会における痛み

ヒバクシャと国際語もて呼びくるる夕まぐれ身のくまぐま痛む

竹山広『とこしへの川』

1　無痛への飢餓感

ルソー（一七一二～一七七八年）は、著書『エミール』を、「万物をつくる者の手をはなれるときはよいものであるが、人間の手にうつるとすべてが悪になる」という書き出しで始めた（ルソー著『エミール』今野一雄訳、岩波文庫、一九六二年）。自然なままが一番で、人為的なものはすべて悪影響を及ぼすとルソーは語る。そこでは、医学さえも、「医学はそれが治療すると称するすべての病気よりも人間にとっていっそう有害な技術だ」とやり玉にあがっている。人間が病気をなおすために築き上げた医学が人間にとって有害になる。医学は悪だというのである。

わたしは医者がどんな病気をなおしてくれるものか知らない。しかし、医者がひじょうに有害な病気をもたらすことを知っている。臆病、卑怯、迷信、死にたいする恐怖などがそれだ。医者は肉体をなおしても、心を殺してしまう。かれらが死体を歩かせたところでなんの役にたつのか。わたしたちに必要なのは人間だ。人間が医者の手から出てくるのを見たことはない。

肉体の苦しみは克服されるか、あるいはわたしたちを征服する。時あるいは死はわたしたちの病気をなおす薬となる。しかし、わたしたちは、苦しみに耐えることができなければ、なおさら苦しまなければならない。そして、わたしたちは病気に耐える苦しみよりも多くの苦しみを病気をなおそうとして自分にあたえている。自然に従って生きよ、忍耐づよくあれ。そして、医者どもを追いはらうことだ。

ルソーが現代の医学を知ったら同じようなことは言わないだろう。ルソーの生きていた頃の医学と現代の医学は比較にならない。十九世紀以後の科学的真理に基づいて発展した医学をルソーは知らない。医学が成し遂げた人類への貢献を知ったら、ルソーはきっと目を丸くするであろう。

私が自分の一生の仕事としている医学が悪であるはずがない。しかし、痛みに関していえば、あながちルソーの語るところの医学の悪影響も的外れというわけではない。私たちの社会は、痛みに対する恐怖症という病気を知らず知らずのうちに作り出している。病気を治すための医学・医療が病気を作ることにも加担している。現代医療は、医者が痛みや苦しみを除こうとして、逆にそれらを、目覚めさせ、意識化させ、強化させてもいる。医療は、痛みへの囚われを強め、痛みを手放しにくくしているという側面を持っている。

人が快適に暮らすためには、どんな痛みも取り除くことが大切で、医療によって消せない痛みはなく、もし痛みを消すことがかなわないならば、もっと別のよい医療が待っているという期待を毎日のように与えている。

痛みを我慢してはいけません。痛みは医療の対象だから、すぐに医者のところに行きなさい。痛むことは愚かなことです。痛むことは意味のないことです。痛みに悩むことは馬鹿げたことです。痛みはあらゆる手段をもって消去すべきものです。痛みを我慢せず、すぐに薬で解決しなさい。痛み止めの注射を打ちなさい。痛みを消すために医者はいるのですから、医者のところに行きなさい。そのために意識が薄まろうと、朦朧となろうと、感覚が麻痺しようと、痛みだけは除去しなさい。

現代社会は、痛みのない世界への執着、無痛への飢餓感を増殖させつづけている。それは、ギリシャ神話の始祖タンタロスが神を冒涜したために永久の飢渇に苦しみ、果てしない飢餓感に我が身をむさぼり食う姿に似ている。現代人は、科学を過信したために、果てしない無痛への飢餓感に苦しみ、我が身を麻痺させようとしている。

2 痛みの商品化

現代社会は、痛みを抑える薬物を次から次に開発し、大量生産している。市場経済は、痛みを巨大な利潤を生む商品に変えていった。痛みを持つ人間の尊厳とは無関係に、痛みの商品化が始まり、痛みが持ちえる価値さえも人間から奪っていきつつある。

人口当たりのモルヒネの消費量がよく日本と欧米で比較される。日本のモルヒネの消費量が少ないことが、日本における痛みの治療の遅れを物語っているとよく言われる。モルヒネを使えば痛みがとれるのに、使うことをためらう医師が日本に多いために、日本の患者が痛いまま放置されているとすれば、それは、痛み治療の遅れといっていいだろう。

しかし、麻薬の消費量だけで日本人が欧米人より痛みに苦しめられていると言い切っていいのだろうか。それは乱暴な言い方である。そもそも、薬の消費量はモルヒネに限らず、薬を必要とする患者が多いから増えるのである。ということは、欧米の方が日本よりモルヒネを必要とする患者、あるいはモルヒネを欲しがる患者が多いという状況を示しているだけではないか。いやむしろ、製薬会社の市場戦略や保険制度や医療経済にこそ大きな影響を受けるのが消費量だから、日本と欧米のそれらの違いが現れたものに過ぎないといえるだけかもしれないのである。

モルヒネ製剤の大部分を消費している先進国の住人たちが痛みを先進的に克服しているかというと、そんなことはない。アマゾンの未開の奥地に住むある種族の人たちは、製剤化されたモルヒネの消費量はゼロであるが、彼らの方が欧米人より痛みで苦しめられているとは思えない。テレビカメラが写し出す裸姿で素足の彼らの方が、身を纏い厚い靴を履いて歩く現代人より、イバラの道を歩こうが平気ではないか。

文明化されていない世界に住む彼らは、モルヒネの化学構造や加工法や大量生産法は知らないが、痛みを抑える自然の妙を知っている。だから彼らは痛む時に完ぺきに痛みをとることはできないだろう。彼らは、現れた痛みをほどほどに味わいながら、自然に痛みが消えるのを待つ。痛みにより彼らの行動は制限されるが、痛みによって呪われることはない。

3 排除される痛み

わたしたちの文明は、痛みのない世界を目指している。幸せを手に入れるために、痛みが嫌われ、徹底的に排除されようとしている。人間の願望が際限なく増幅する過程で、痛みは危険なまでに排除されようとしている。

テレビで戦争の場面が放映された。現実に地球上のこの時間に起きている戦争の映像が、戦争を放棄している国の家庭のテレビに映し出された。最新式の兵器は暗やみの中の人間をはるか遠くから認識し、プログラム通りに自動的に照準が合わされ、だれかがスイッチを押したのか、スイッチさえ自動だったのか、白い閃光が起きた。と同時に、映像に映っていた人影は消えていた。さきほどまで動いていた人物らしき姿の場所にはなにも残されていなかった。存在の痕跡さえも。なにが起きたか一瞬わからなかった。しかし、人間が破壊されたのである。

破壊された人間の痛みは一瞬だったかもしれないが、彼にとっては永遠に停止しつづける一瞬の巨きな痛みだったはずだ。でも、映像を見た人たちのだれが痛みを覚えただろう。破壊された人の家族や同胞や同宗教の人たちを除いて、だれが痛みを感じただろう。最新の殺戮兵器は、加害者に最小の痛みで、被害者に最大の効果を発揮するように作られている。

兵器だけではない。現代社会は、最小の痛みで最大の効果を発揮することが目的であるかのごとく動いている。痛みのない世界を追求することが人間の理想を追求することであるかのごとくである。

便利で効率的でしかも痛みのない世界への願望が現代社会を覆っている。一秒でも速く、一円でも安く、一点でも多く、一傷でも少なく、一滴でも痛まずに、効率的に生きることが最も賢い生き方であるという迷信に動かされている。便利さの追求と無痛の追求が人間の理想であるかのごとく動いている。それを止める力はこの社会にはもう残っていないように思われる。十秒遅くなっても、十円高くとも、十点少なくとも、十傷多くとも、十滴の痛みが増すとも、それでも成し遂げなければならない仕事がある。義務がある。効率を犠牲にしてでも、痛みを犠牲にしてでも、追い求めなければならないものがある。

4 痛みのバーチャル化

現代社会は、痛みのバーチャル化を押しつけている。テレビゲームやコンピュータゲームで子どもたちは暴力ゲームに浸る。ゲームの中で、人は撃たれ、血を流し、息ができなくなり、苦しみ、もだえる。画面の中で、仮想世界の中で、痛みは身体から離れていく。

テレビのニュースで殺人事件が報道された。刃物を持った男性が学校にやって来て、先生や子どもたちに切りつけた。悲鳴の中で尊い命が失われた。痛ましい事件を起こした男性は逮捕されても無表情で、痛みを感じているようには見えなかった。まるで、コンピュータゲームで殺人ゲームをし終えて来たというような表情だった。

情報化社会では、痛みや悲しみも、情報として加工されようとしている。加工された痛みは、肉をもたない痛み、霊をもたない痛みとなってしまっている。痛みから遠ざけられた人間は、ナイフで刺せば鋭い痛みが走ることを理解しない。温かい血が流れ、心臓の鼓動が弱まり、死が訪れ、体が硬直していくことを理解しない。

死は後戻りできないことを実感しない。痛みをもたらす暴力を忌み嫌う感覚が育たない。実際の戦争でも、コンピュータによって自動制御された最新の殺戮兵器が遠方の人間に向け発射され大量の離れた死を創り出す。そのようにして、人の痛みがバーチャル化されていく。そこでは、他人の痛みはおろか、自分の痛みさえも理解することができなくなっている。痛みを想像する力が鈍化していく。

5 耐性の欠如

電車内で接触した会社員の態度に怒って殴り殺してしまう若者がいる。マナーの悪さを注意されて襲いかかる若者がいる。現代社会は、痛みの最小化とともに、無関心を増大させ、耐性の低下を招いている。他人のことには無関心だが、自分に不都合が及ぶと我慢が出来ず、許しができず、攻撃の発火が止められない。寛容という言葉はどこかにいってしまった。

現代社会では、娯楽がどんどんエスカレートしていく。身体さえも娯楽の道具として、売買の道具として利用される。身体は快の刺激を求め放浪する。人は快を得るためにはお金を払うが、逆に、不快には報酬を要求する。痛みも商品化され、痛みに値段が付けられる。痛みはお金によってなら償われる。お金によって償われない痛みに、ただ耐えることには納得がいかない。奉仕する痛みなど論外である。

子どもたちは生まれたときから、この世は幸福と文化的な生活が憲法で保障されていると教育される。ただ生きていさえすれば、幸福と楽しい生活が保障されており、それらを得るために努力や犠牲や痛みが必要なことは忘れられている。快と楽に慣らされた身体は苦痛への耐性を持てなくなる。とくに都会、情報が氾濫している都会、物欲充足の願望が刺激的に増幅する都会の若者たちは、楽しければいい、苦しくなければいい、痛くなければいいという快適追求の螺旋に乗っかっている。それは痛みを否定する負の螺旋である。

6 快適という不幸

ローレンツは、『文明化した人間の八つの大罪』(日高敏隆、大羽更明訳、新思索社、一九七三年）のなかで、次のように指摘している。

（現代文明ばかりでなく、種としての人類をも破滅させるおそれのある八つの過程のうちの、）第四は、虚弱化による豊かな感性や情熱の萎縮である。工学や薬学の進歩のために、ごくわずかな不快刺激にも耐えられなくなっている。そのために障害を克服するときのきびしい苦労をつうじてしか得られない喜びを感じる人間の能力は低下している。悲しみと喜びの対照という自然の意志によるうねりは、いうにいわれぬ倦怠の知らぬ間のひろがりのうちにきえてしまう。

痛みから得られるよろこびがある。苦しみから勝ち取る喜びがある。苦痛や悲しみのない平坦な世界では、倦怠がひろがり退屈になる。退屈になると、手っ取り早く、手ごろな満足を得ようとする。即座の満足を得るために、苦しむことが拒否される。手ごろな快楽を人は消費しようとする。人は遠くにある目的のために苦痛の投資をすることをますますしなくなる。そこでは、なにかを探求する創造的態度への拒否がある。創造的な行為に伴う情熱さえも萎縮してしまう世界がつくられつつある。

『エミール』の中のルソーの言葉を思いだそう（ルソー著『エミール』今野一雄訳、岩波文庫、一九六二年）。

大きな幸福を知るためには小さな苦しみを経験しなければならない。それが人間の本性だ。体の調子がよすぎると精神的なものは腐敗する。苦しみを味わうことがない人間は、人間愛から生まれる感動も快い同情の喜びも知ることはあるまい。そういう人間の心はなにものにも動かされず、かれは人づきあいのいい人間になることができず、仲間にたいして怪物のようなものになるだろう。

子どもを不幸にするいちばん確実な方法はなにか、それをあなたがたは知っているだろうか。それはいつでもなんでも手に入れられるようにしてやることだ。

現代社会は、子どもを不幸にする確実な方法を探しているように見える。なんでも手に入れられる快適な環境を与えることが子どもへの愛情だと思わせるような社会ができつつある。子どもを育てる親たちがすでに痛みを排除する快適社会にどっぷり浸かっているのだから仕方あるまい。そこでは快適さを達成するための困難な過程が省略される。省略できる環境、省略に気づかぬ環境ができあがっているから仕方がない。

「大きな幸福を知るためには小さな苦しみを経験しなければならない」のは人間の真理ではあるが、現代社会では大きな快適さのために小さな苦しみが省略される。しかし、親の気づかぬ省略された世界を敏感に反応するのも子どもの特権である。親を乗り越えようとしてこそ健全な若者というものだろう。

7 痛みが生むトレランス＝耐性＝寛容

現代の都会の若者たちの逸脱した行動と物欲への傾倒にみかねた石原慎太郎氏は、動物行動学のコンラッド・ローレンツの脳幹論を引用して、人間に欠かせないものとして肉体的苦痛の経験を挙げている（石原慎太郎『仮装と虚妄の時代』、文藝春秋五月号、二〇〇五年）。

人間のすべての基本的な感情、怒り、悲しみ、喜び、意欲といった肉体的、精神的に人間を支える内的な要因はすべて脳幹によってのみ鍛えられ成長する。故にも、幼い時期肉体的苦痛、それは虐待などということではなしに、例えば暑さに耐える、ひもじさに耐える、重い労働に耐えるといった経験を欠いた人間は耐性を備えることが出来ず、そのまま成長すると必ず不幸な人間になるとローレンツはいっている。これは、大脳生理学的に絶対の真理であり、同時に人生における原理でもある。

健全な脳幹にして初めて人間を人間として支えるトレランス（こらえ性）が在り得る。脳幹を鍛えよ。脳幹を鍛えること、脳幹より上にある大脳、いわゆる情報処理して解釈して指令を発する大脳を、根底で支える脳幹を鍛えなさい。現代の若い世代の卑弱さの歪みは脳幹が脆弱になったせいで起きている。

石原氏の指摘は鋭く正しい。文明化されたこの社会では、痛みによる脳幹の鍛練、そこに救いがある。希望が生まれる。石原氏も痛みを抱えていた。彼は長年の腰痛に対し、「付き合い続けてみれば、宿痾もまた悪女のように厄介だが、人生の彩りでもあります」（石原慎太郎著『老いてこそ人生』幻冬舎、二〇〇二年）と語っている。痛みは人生に彩りを与えてくれるのだ。

8　痛みの抑止力

痛みが鈍化している社会では、人はたやすく攻撃的になる。攻撃は人に痛みをもたらすが、痛みが欠如する社会では、他人の痛みが存在しないかのように人は攻撃的になる。

アウシュビッツを見よ。ナチス党員はユダヤ人の痛みを全く意に介さなかった。ヒットラーの狂気によって痛みを麻痺させられた人間が何百万人の罪なき人間をガス室に送った。朝鮮半島、中国大陸での日本軍を見よ。私たちは隣国人の痛みを自国人の痛みにすることはできなかった。

広島の原爆を見よ。長崎の原爆を見よ。原子核の連鎖反応が巨大なエネルギーを発生することを科学者は知っていた。そのエネルギーを頭上で爆発させたら何十万人の命が失われるであろうことも知っていた。悪魔が囁いた。「戦争です。真珠湾の報復です。われらの力を見せつける時です。敵の痛みを痛むことはありません」。こうして原爆は落とされ、地上には幾万の痛みが呻いていたにもかかわらず、他国の傍観者は航空写真から被害状況を観察して科学の力の予想通りの破壊力に頷いていた。私たちは、原爆の痛みを被害者としてだけでなく、加害者としても忘れてはならない。

核兵器が戦争の抑止力になると言って核兵器を正当化する政治家がいる。核兵器の抑止力は、不安定な均衡の上に成り立っている。政治的駆け引きのなかでの見せかけの抑止力である。人を殺すことを正当化する戦争に抑止的に働くのは、人の痛みしかありえない。他人の痛みを痛むことしかありえない。真のそして永続的な抑止力は人間の痛みである。それは、憎しみを生む痛みではなく、愛を生む痛みである。

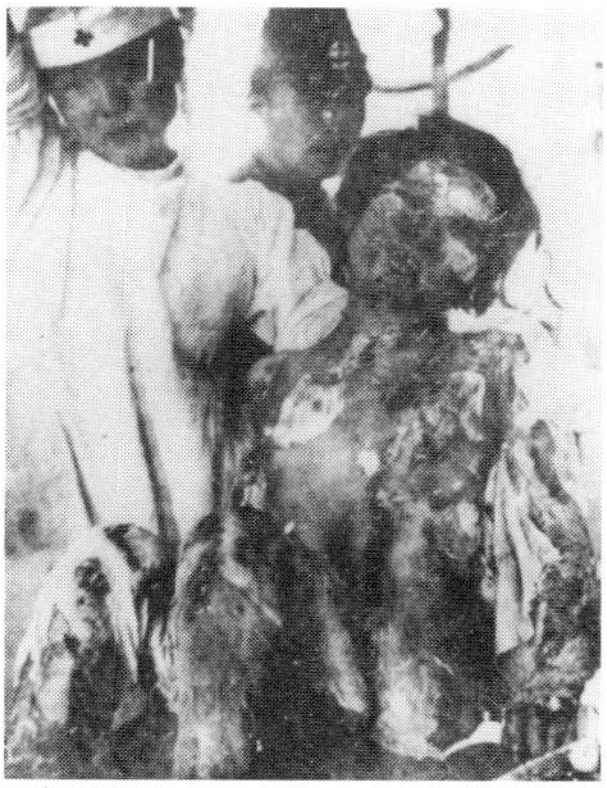

原爆被爆記録写真集、全身熱傷の少女 1945〈大村海軍病院〉〈塩月正雄氏提供〉長崎原爆資料館、財団法人長崎平和推進協会、長崎市、1996

脳幹を鍛えることで、人間を人間として支えるトレランスが獲得できるとのまっとうな指摘をする政治家が国家のトレランスについて語り出すと驚くほどアントレランス（不寛容）になる。「現在のこの国の外圧へのマゾイスティックな弱さは、国家そのものが国家としての本質である脳幹の成熟を欠き、国家としての健全な感性を持ち得ずにいるからだ」と指摘して、「国家としての自前の意思を持ち直し、その意思にのっとった確たる行動を取り、存在を明示することを熱願する」と言う。「国家民族の存続のため、ある巨きな選択を自らに強いる瞬間に備えて、社会的に禁欲、抑制にどう努めるかが、この国の命運を決める鍵となる」と結論する。

わが国の痛みだけを考えるのが政治家の役目なら、このように言うのも仕方がないのかもしれない。しかし、ここには他人の痛みへの配慮はない。他国の人の痛みへの配慮はない。国の耐性とは外圧に屈しないことであるのか。国の耐性とは、人の耐性がそうであるように、外圧に寛容になることではないのか。外圧を変える力を寛容の姿勢の中に育てるのがトレランスではないのか。それが人間を人間として支えるトレランスであり、国を国として支えるトレランスではないのか。現代社会こそ、そういうトレランスのために、憎しみを生む痛みではなく、愛を生む痛みが必要とされるのである。

9 痛みへの希望

痛みのない世界を追求する現代において、果たして痛みは克服されているのだろうか。否である。私たちは、デカルト以来の科学的経験主義により、傷が痛みをどのように生じさせるかについては理解している。痛みを治療する手段の数々を知っている。そして、痛みの機序と治療手段の解明により、あらゆる痛みに克てると期待した。でも本当のところ、痛みが何者であるかは知らない。痛みがどのように痛むのかは知らない。だから、所詮痛みには克てないのだ。

商品化された痛みは痛みから仲間外れさせられる。痛みは、薬物治療に対する免疫をつけて、さらに厄介な痛みとなって現れる。痛みの表層的な駆除は、深層で変形した痛みの繁殖を生んでいる。それは痛みのしっぺ返しでもある。痛みの反逆である。

それでは、現代において、痛みを鎮め、痛みと付き合うにはどうしたらいいの

だろうか。痛みの世界に希望があるのだろうか。新聞のコラムに詩人の長田弘が
次のような文章を載せている（朝日新聞、一九九七年十月二十八日夕刊）。それ
は、空想の手紙というコラムで「痛み」に向けた手紙である。
「痛みさま」
あなたほどわたしにとって親しいものはありません。けれども、あなた
についてほど、わたしが何も知らないものもありません。
わたしは、そもそもあなたが何者かすら知らないのです。あるときあな
たは不意に現れますが、あなたがいつ現れるのか、そして消えるときも、
消えてはじめて消えたことに気づくので、あなたがいつ消えるのか、わた
しはまだ知りえずにいるのです。
わたしはあなたにずっと苦しんできましたし、いまでも、あなたによっ
てもたらされるものに苦しみを覚えます。
苦しみというのは意識ですが、意識が記憶にのこる以前に、すでにあな
たが赤ん坊のわたしにのこしていったものが、いまもわたしの左腕に深い
傷痕になってのこっています。注射針が折れて血管に入って流れたため、

大急ぎで腕をしばりあげて、あわてて切開して、折れた針をとりだしたという傷痕です。

わたしがわたし自身を知るまえに、あなたはもうわたしを知っていたのでした。そのあなたを知ることによって、やがてわたしは、一人の人間としての自覚を得たというべきかもしれません。

あなたなしの人生は、この世にありません。人間にはあなたなしの歴史はなく、文明とよばれるものさえも、あなたなしにはありません。いつの世のどんな人も、あなたには克てませんでした。わたしはあなたが好きではありません。しかし、人間の高慢や思い上がりを断じてゆるさないのが、あなたです。「痛み」が、あなたの名です。

一つの心が壊れるのをとめられるなら
わたしの人生だって無駄ではないだろう
一つのいのちの痛みを癒せるなら
一つの苦しみを静められるなら

一羽の弱ったコマツグミを
もう一ど巣に戻してやれるなら
わたしの人生だって無駄ではないだろう

あなたのことを考えるとき、思い出すエミリ・ディキンソンの詩です。

痛みの世界にも希望がある。痛みと正面から闘って痛みを消滅させるのではなく、痛みにさえも希望を持つこと。痛みを知ることによって、やがて人は、一人の人間としての自覚を持つようになる。痛みを知ることにより、人は一羽の弱ったコマツグミを巣に戻す手を持つことができる。痛みを避けるのではなく、痛みを知ることで、痛みへの共感が生まれ、痛みの連帯が育つ。

現代の無痛化の嵐のなかで、失われつつあるもの、隠されつつあるものが痛みの向こうにある。この本はそれを探すために書かれた。皆さんは、痛みを味わい、苦しみ、超えようとした表現者たちの言葉のなかに何か手がかりを見てとっただろうか。

痛みに苦しむとき、この世が痛みのない世界であればと誰もが願う。なぜ自分が痛み、苦しむのか。その先が見えないときに、痛みにより、人は絶望する。しかし、痛みがなければ、痛みの向こうを見ることはできない。痛みが描かれた世界には人間の希望がある。病める現代社会に残された人間的な希望がある。痛みの向こうをみた者だけが味わうことのできる光が、皆さんには届いただろうか。

最終章

痛みの扉

心身の痛苦を越えて魂の扉を我も開きもてゆかん

鶴見和子（回生）

1　全人的な痛み

われわれはなぜ痛むのか。それは私たちが生きているからである。生きるためには痛まなければならず、痛みは苦しみをもたらす。それは、わたしたちが生き継ぐための性が快楽をもたらすのと同じである。人間は性による快楽と同時に恋愛にしびれる。そのように、わたしたちは、痛みによる苦しみとともに人生にしびれるのだ。

がん患者の痛みを理解するために用いられる言葉に全人的痛み（total pain）という表現がある。もともと近代的ホスピス運動の創始者で英国セント・クルストファー・ホスピスの設立者であるシシリー・サンダースが、がん患者が経験している複雑な苦痛を理解するために提唱した概念である。図1に示すように、患者の痛みは単に身体的な側面だけでなく、精神的、社会的、霊的な側面から構成されているという全人的な視点を示したものである。

■図1

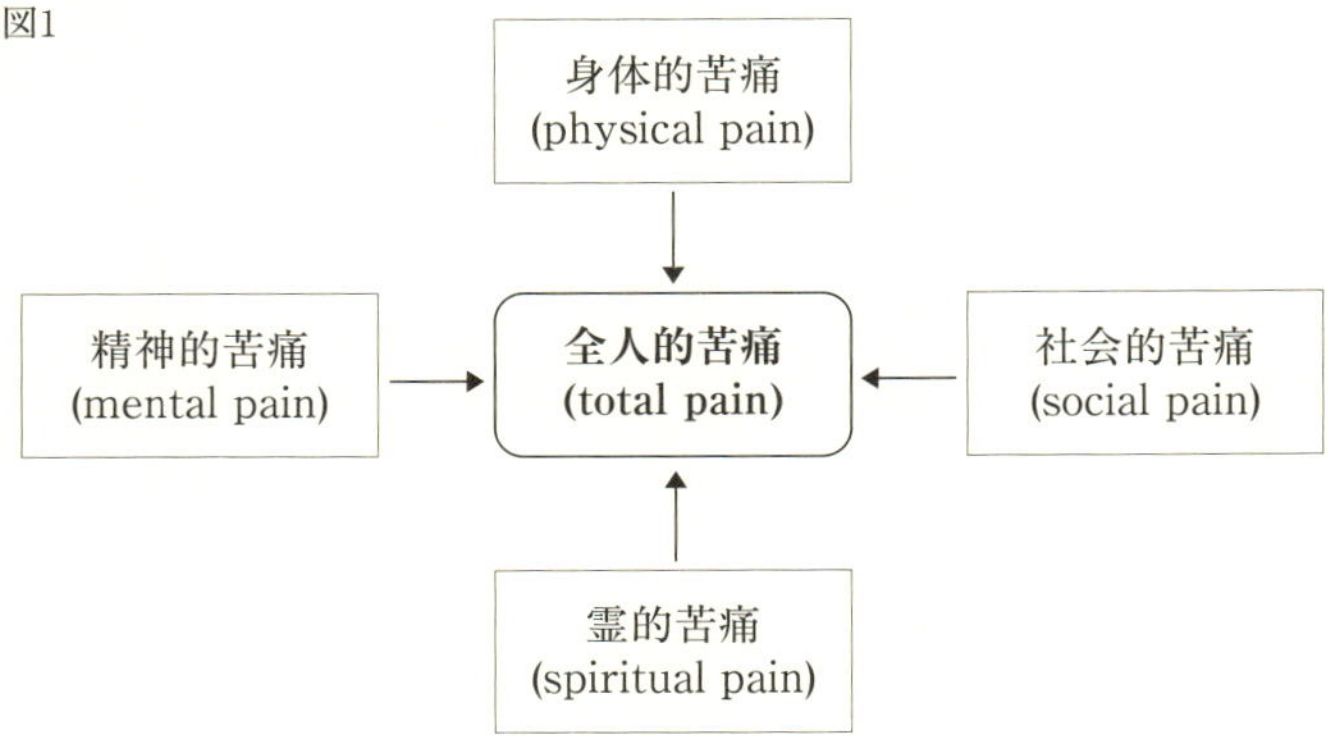

このように捉えることにより、患者を単に医療を受ける対象者とか、病む身体を持つ病者としてのみ位置づけるのではなく、苦悩する社会的存在者として位置づけ、患者を援助する者には総合的で全人的なアプローチが必要になることを説明したものである。

この概念は重要である。とくに、スピリチュアル・ペイン（spiritual pain）といわれる霊的痛みは、痛みと病気と死に直面することから生まれる根源的で実存的な叫びといってよい。この叫びに傾聴することこそ、がん患者を援助するホスピスで求められるもっとも大切な態度であろう。

しかし、私は緩和医療の教科書でよく

引用されるこの図にどうもしっくりいかないものを感じている。もちろん概念を単純化して示しているだけで意味はもっと広いものだと説明すればいいのかもしれない。でも、このような構図を示すことで、痛みがまるで別々に存在しているかのように写ってしまうのである。

この図は、痛みを四元化している。痛みを次元で区切ってしまうと、せっかくの全人的痛みが、実は要素別痛みの集合に過ぎないという結果に終わってしまう。しかし、全人的痛みは要素別痛みの集合ではない。痛みは要素の壁を貫いているのである。

痛みは身体と精神と社会の壁を貫く。身体的痛みはそのまま霊的痛みにまで達する。身体が痛みに貫かれると精神も社会も貫かれ、霊も貫かれる。痛みが全人的要素に分別されるのではなく、全人的要素を痛みが統合するのである。痛みの本質は痛みが身体と精神と霊を全人化することにある。だから、わたしは、図2のような構図を考える。

身体を貫いた痛みは、精神、社会を貫いて霊をも貫く。霊的領域には、身体、精神、社会を貫いて来た痛みを跳ね返す力がある。これは、前章までに描かれた痛みで皆さんもおわかりだろう。痛みを自らの身体に深く負った表現者が霊

■図2

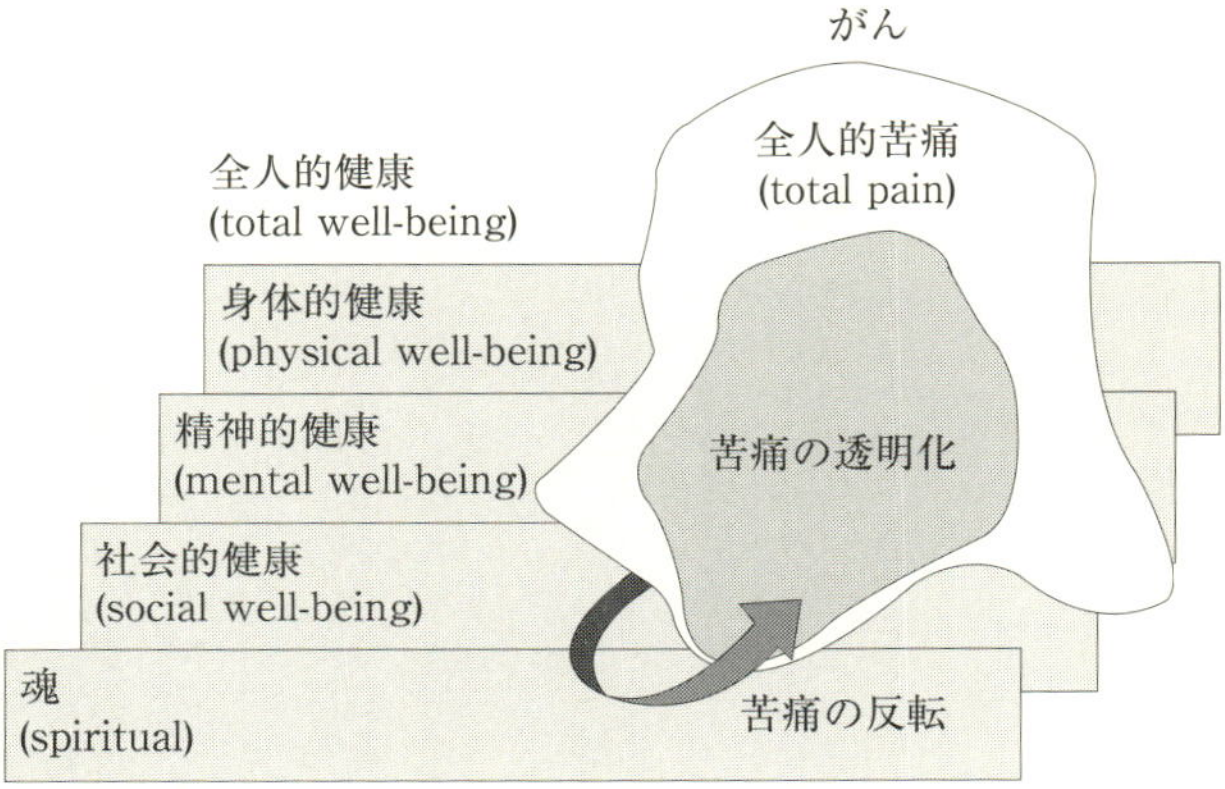

的領域で発揮した痛みの透明化。痛みを想像した表現者が到達した痛みの昇華が皆さんにはすでに届いているだろう。痛みを透明化する不思議な力がそこにはある。

霊的領域で痛みは跳ね返される。痛みが反転する。反転した痛みは、痛みを透明化する。透明化の力は、社会的痛みにも、精神的痛みにも、そして、身体的痛みにも及ぶ。これが痛みの向こうにあるものの力である。

その力はがんのような身体を貫く痛みによって発揮される。昔であれば不治の病気と言われた結核のような魔の山の経験によって創られる。慢性痛のような精神と社会を貫く長年の痛みによって育てられる。しかし、誰もががんの痛みや魔の山の経験や慢性痛を持つわけではない。それらを自ら持たないまでも痛みの向こうにある力に至る方法はある。

それには、痛みに匹敵する想像力を必要とする。その想像力をどれだけ持ちえるか。どのように想像力を鍛えるか。それが私たちに問われている。小さな痛みは私たちのまわりに溢れている。私たちはそれを知らず知らずのうちに避けようとしている。小さな痛みの積み重ねを引き受けるのもその一つだろう。他人の痛みも私たちのまわりに溢れている。私たちはそれを知らず知らずのうちに避けようとしている。他人の痛みを自分の痛みとして受け入れる態度もその一つだろう。

エミリー・デッキンソンの詩が謳っている。

If I can ease one life the aching
Or cool one pain
I shall not live in vain

2 結ばれる痛み

イスラエルの作家、アモス・オズは、大江健三郎との往復書簡の中で、「ひとりの人間の痛みがもうひとりの痛みと結ばれると、痛みが癒される」と語っている（大江健三郎往復書簡『暴力に逆らって書く』、朝日新聞社、二〇〇三年）。痛みが結ばれるということ、それは痛みが想像力によって結ばれるということである。

憎しみを生む痛みではなく、愛を生む痛みによって二つの痛みは結ばれる。その時、痛みを持つ人の人生は無駄ではなくなる。一つの命の痛みを癒せる力となるからである。痛みが結ばれる時、痛みは無駄でなくなる。痛みの壁は想像する力によって越えられる。痛みの壁の向こうに、痛みに連帯する未来の人間性への希望が見えてくる。

私は、自然との融合の中で育んできた日本の文化の力に、文学の力に、そして医学の力に、希望を抱く。痛みが忌み嫌われ、快適な環境が与えられ、効率化が目的とされ、痛みがバーチャル化される現代社会にあって、それでも他人の痛みに敏感に反応する若者がいることに期待する。世界中を瞬時に結ぶインターネット社会が、乾いた情報だけをやりとりするのではなく、胎動する痛みをネットで結ぶことで、世界の寛容が育つことを期待する。

オズは、「現代における一番の危険は銃や爆弾ではなく、政府や軍でもなく、人間の心―攻撃性、狂信主義、独善性、過剰な献身、想像力の欠如、人の話をきく耳をもたないこと、笑いの欠如、とくに自分たち自身を笑えないことだ」と言う。決して暴力で解決してはいけない。暴力は必ず新たな痛みを生む。憎しみを増幅する痛みを生む。

大江氏が暴力に逆らって書くように、若者たちが暴力に逆らって痛みのネットを結び、痛みを共有することを期待する。若者たちが他人の弱みを笑うのではなく、自分の弱みを笑えるようになることを期待する。そうなれば、痛みが結ばれ、希望が生まれる。

日本麻酔科学会での記念講演のあと、大江氏から戴いた本に次の言葉が直筆で記されていた。

「息するかぎり希望をもつ　spero dum spiro」

痛みの向こうにあるものに、未来の人間に、息するかぎり希望をもち続けよ。

あとがき

私は、この本を、痛みを抱える患者や痛みを診る医療者に向けて書き始めた。痛みを訴える患者と、痛みを癒す医療者たちの、両者を結びつける「痛み」の意味を探ろうとして、この本を書き始めた。両者の間には痛みの壁があるが、痛みの壁の向こうにも何かがありそうな気がした。しかし、書き進めるうちに次第に、私の口調は、医療というパラダイムから離れて、現代社会に生きる人たち、とくに若者に向けてのものに変わっていった。

痛みを仕事の相手にしていると、痛みこそが人間を動かす力になっているとよく感じる。だから、人を動かす痛みを、社会をこれから動かすはずの若者たちに伝えたいという気持ちが次第に強くなっていったのである。医療者として痛みを抱えた患者を癒すことができればどんなにか幸せであろう。そのように、ひとりの人間として、痛みをもつ人に手を差し出し、癒す力になれたらどんなに幸せだろう。

現代社会は、痛みをあまりに遠ざけてしまったために、痛む人たちと共に痛むということができなくなりつつある。そんな現代社会に生きる人たちに、痛みは研ぎ澄まされて現れる。私たちは痛みに面食らい、戸惑い、打ちのめされる。しかし、痛みによって生まれるものもある。痛みによって発揮される力もある。この本が痛みの可能性と人間の可能性を考えるきっかけになれたらこんなに幸せなことはない。

私は身体に大きな痛みを抱えていない。学生時代にワンダーフォーゲル部でテントや食糧を詰め込んだ重装備のリュックをかついで以来、ときどき腰痛に悩まされてはいるが、生活の大きな支障にはなっていない。手術室で長時間仕事をするとズーンとした痛みが腰に起きるが、週末にジョギングをすると消えている。こんな丈夫な身体を与えてくれた両親に感謝している。と同時に、学生時代に食費と本代だけは惜しむなと、決して裕福でない中で仕送りしてくれた両親に心から感謝している。その本代が無駄にならないようにとの思いもこの本を仕上げる力になった。すでに他界した両親ではあるが、いつも静かに息子のわがままを受け容れてくれたことへの感謝としてこの本を届けたい。

なお、本文は、一部、『日本胸部臨床（連載「描かれた痛み」、第六十三巻、第六十四巻、二〇〇四〜二〇〇五年）』、『ペインクリニック（第二十五巻第二号、二〇〇四年）』、『医事新報（四二一三号、二〇〇五年）』、『麻酔（第五十三巻第五号、二〇〇四年)』、『ナースが向き合うがんの痛みと看護の悩み(ミクス、二〇〇〇年)』に発表した拙文を下敷きとしている。これらを通して引用した多くの痛みの表現者に尊敬と感謝を捧げたい。最後に、本の発刊をお許し頂いた克誠堂の今井　良社長、栖原イズミさんに、この場を借りて謝意を表したい。

平成十七年初夏

【著者略歴】
外　須美夫（ほかすみお）
1952年鹿児島生まれ。1978年九州大学医学部卒業、1997年北里大学医学部麻酔科教授、2008年4月より九州大学大学院医学研究院麻酔・蘇生学分野教授、医学博士、麻酔専門医、日本ペインクリニック学会認定医、著書に「呼吸・循環のダイナミズム」(真興交易医書出版部)、歌集「回診」(角川書店)

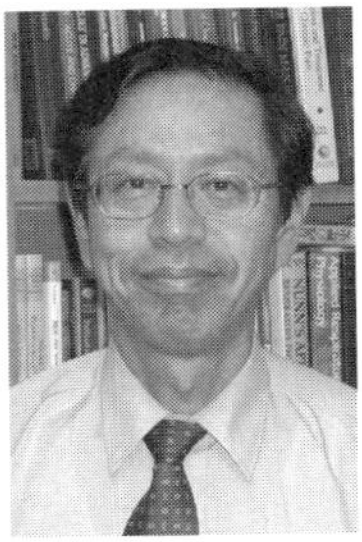

痛みの声を聴け　〈検印省略〉
文化や文学のなかの痛みを通して考える

2005年10月11日　第1版発行
2008年3月15日　第2版発行

定価（本体1,800円＋税）

著　者　外　須美夫
発行者　今井　良
発行所　克誠堂出版株式会社
〒113-0033　東京都文京区本郷3-23-5-202
電話 (03) 3811-0995　振替00180-0-196804
印　刷　株式会社シナノ

ISBN978-4-7719-0299-2 C3047 ¥1800 E